"精神卫生和心理健康"系列丛书

心理健康工作手册

主编◎冯 霞 陈 赛 赵 雪

丛书主编◎赵代伟 徐寒松

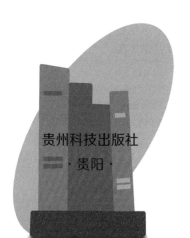

贵州科技出版社

·贵阳·

图书在版编目（CIP）数据

心理健康工作手册/冯霞，陈赛，赵雪主编. -- 贵
阳：贵州科技出版社，2023.8
（"精神卫生和心理健康"系列丛书/赵代伟，徐
寒松主编）
ISBN 978-7-5532-1248-7

Ⅰ.①心… Ⅱ.①冯… ②陈… ③赵… Ⅲ.①心理健
康－手册 Ⅳ.①R359.6-62

中国国家版本馆 CIP 数据核字（2023）第 146166 号

心理健康工作手册
XINLI JIANKANG GONGZUO SHOUCE

出版发行	贵州科技出版社	
地　　址	贵阳市观山湖区会展东路 SOHO 区 A 座（邮政编码：550081）	
出 版 人	王立红	
经　　销	全国各地新华书店	
印　　刷	贵州新华印务有限责任公司	
版　　次	2023 年 8 月第 1 版	
印　　次	2023 年 8 月第 1 次	
字　　数	115 千字	
印　　张	4.75	
开　　本	889 mm×1194 mm　1/32	
书　　号	ISBN 978-7-5532-1248-7	
定　　价	28.00 元	

《心理健康工作手册》
编 委 会

主　编　冯　霞　陈　赛　赵　雪
副主编　李劲楠　周亦佳　付兴智　许勋凤
编　委　（按姓氏笔画排序）

王　莹　方　超　刘双银　李华星

李国云　杨　璐　宋江兰　宋思思

陈佳佳　姚　霞

序

当前我国正处于经济社会快速转型期，人们的心理问题日益凸显，各种各样的心理危机不断出现。这些心理危机不仅严重影响个体的身心健康，更影响家庭和谐、社会稳定和国家生产力的发展。正因如此，近年来国家愈发重视公众心理健康，不断建立和完善了心理健康教育、心理援助热线服务、心理评估、心理咨询、心理治疗等衔接递进、合作密切的心理危机干预和心理援助服务模式。

首先，近年来我国青少年的精神与心理问题不容乐观，焦虑、抑郁、网络成瘾、创伤后应激障碍的青少年不断增加，自伤及自杀行为等也常见于报道。为了应对青少年自伤及自杀等极端情况，不论医生、心理治疗师，还是教师、家长，都应该了解心理健康与精神卫生问题的相关知识。《青少年心理危机干预与治疗》针对性地介绍了不同心理危机的产生原因和影响因素等，详细阐述了各个心理学流派的干预原理和方法。其对于医务工作者，可以作为查缺补漏的工具书；对于非专业人士，可以作为心理危机的科普书。

其次，老年人的精神与心理问题也不容忽视。《特殊人群精神与心理问题的识别与治疗》分上、下两篇介绍了老年精神卫生与心理健康，以及躯体疾病伴发心理问题的识别与治疗。内容较为全面，可读性较强，既是从事老年精神医学临床和科研工作者的案头工具书，也是对老年精神医学感兴趣的读者的科普书。

再次，为了提高医务工作者心理危机干预的能力，《心理健康工作手册》着重介绍了一般心理问题咨询与治疗、心理援助热线接听与处理。另外，还对发病率逐年上升的睡眠障碍的相关知识、诊断与治疗进行了阐述。

最后，有关精神心理疾病的诊疗也至关重要。精神心理疾病涵盖病种较多，主要包括精神分裂症、焦虑障碍、抑郁障碍、双相障碍及器质性精神障碍等。这些疾病具有病因复杂、病情重、易复发、高致残率、高自杀率等特点。所以，选择恰当、科学的诊疗手段是非常重要的。《精神心理疾病的中西医康复治疗》介绍了精神心理疾病中医和西医康复治疗相关方法、特色。

综上所述，"精神卫生和心理健康"系列丛书涵盖了青少年、老年人常见精神和心理问题及其干预技术，以及精神心理疾病的主要诊疗手段。

本丛书的各位编者是从事精神心理卫生相关工作、具有多年丰富临床经验的专业人员，同时，丛书内容是各位编者多年经验与智慧的结晶，可读性较强，希望为读者介绍相关专业知识，也为推动行业发展做出积极的贡献。

上海交通大学医学院

前言

现今，人们的精神和心理问题呈现逐步上升的趋势，各种各样的灾难也在增加，无论是人为灾害还是意外事件引起的危机事件都在以前所未有的速度增长。危机事件发生后，除了受害者、救援人员及其他直接受到灾难影响的人们外，更多的旁观者与目击者也会受到影响。

本书截取心理危机干预中所用的个别干预，也就是一般心理问题咨询与治疗、心理援助热线（简称热线），分别阐述了其方法。另外，本书还针对睡眠障碍进行了阐述。

第一章"一般心理问题咨询与治疗"不仅介绍了一般心理问题的概念和分类，解释了心理咨询和心理治疗的定义和区别，还对心理咨询与心理治疗的形式与相关技术进行了介绍。

第二章"热线接听与处理"介绍了热线的概念、基本设置和接听流程等，希望热线咨询员在重大危机事件中能运用本章内容为来电者提供及时、便捷、安全、有效的热线服务，协助来电者尽快走出混乱和困惑，找回生活中的掌控感。

第三章"睡眠障碍"是对睡眠问题进行较为全面阐述的章节，希望能引导读者对睡眠问题有个全面的了解。

由于我们编写水平有限，书中难免存在不足，真诚地希望大家能够提出意见和建议，以便我们以后能够做得更好。

编　者

2023 年 3 月

目录

第一章 一般心理问题咨询与治疗

第二章 热线接听与处理

第三章 睡眠障碍

第一章

一般心理问题咨询与治疗

第一节　一般心理问题概述

一、一般心理问题的概念界定

一般心理问题是指由现实因素激发，情绪反应未泛化且尚在理性控制之下，持续时间较短，社会功能没有严重受损的心理不健康状况。

二、一般心理问题的分类

（一）傅安球教授的分类

上海师范大学心理学系傅安球教授从长期的心理咨询与临床实践中，归纳总结了 27 种一般心理问题的临床表现形式，涵盖了各年龄段、各职业群体所有可能存在的一般心理问题。这 27 种一般心理问题的临床表现形式为分神、期待性焦虑、注意转移困难、记忆减退、选择性思维迟滞、忧郁、冷漠、暴躁、自卑、多疑、空虚、无端烦恼、急躁、消沉、偏执、狭隘、孤僻、攻击性、敌对、孤独、冲动、狂热、狂妄、怯场、怯懦、压抑、心理疲劳。

如果采用傅安球教授的分类标准，在确定一般心理问题的时候，可以用"自卑占据主导的一般心理问题""以期待性焦虑为主的一般心理问题"等描述语句确定问题（诊断）。

（二）张仲明教授的分类

西南大学张仲明教授在其主编的《心理诊断学》一书中，将一般心理问题分为8类：婚姻家庭类、个人成长类、恋爱类、生活事件类、人际关系类、学习类、适应性问题类、性格类。

1. 婚姻家庭类

这类问题占了一般心理问题的大部分，主要发生在伴侣与家庭成员之间。如夫妻相处模式出现问题，当个体不能妥善处理时就容易出现心理冲突，感觉没有安全感甚至痛苦，导致一般心理问题的出现。

【举例】

来访者，男，25岁，结婚2年。因妻子与母亲发生冲突，一面是自己的妻子，一面是自己的父母，自己夹在中间而产生无法调节的心理冲突，1个月以来感到烦躁、痛苦，故前来咨询。

2. 个人成长类

每个个体都不可能避免负性事件的发生，当个体经历负性事件时能够调整心态、学会应对，便会成长。但在成长过程中，个体若缺少勇气和自信，缺少应对策略，就容易产生心理冲突，体验不良情绪，导致一般心理问题的出现。

【举例】

来访者，女，30岁，银行职员。因与一名同事竞争职位失败而对未来失去信心，感到迷茫，又因工作积极性降低被领导批评，感到悲观、焦虑，故前来咨询。

3. 恋爱类

恋爱是人自然成长必须经历的阶段，但恋爱相对于婚姻来说更不稳定，问题形式也更多样，如暗恋、单恋、失恋、三角恋、相处模式不协调等都可能导致一般心理问题的出现。

【举例】

　　来访者，女，21岁，自由职业。因为坚信只有前男友才能给自己幸福，所以前去挽回感情，遭拒后深感痛苦，故前来咨询，想要寻求挽回之道。

4. 生活事件类

　　生活是个大舞台，在这样的舞台上，很多人都会遇到诸多不如意的事情。一些来访者常常会因为生活中的负性事件而出现一般心理问题。

【举例】

　　来访者，女，35岁，公司职员。因一天下班开车回家途中与一名"路怒"司机发生争吵，之后每天路过该路段时都会想起这次争吵，认为当时自己过于懦弱，由此产生愤恨，自感暴躁，已有1个多月，故前来咨询。

5. 人际关系类

　　人际关系是指人类在社会活动中与其他社会成员建立起来的心理关系。个体在人际关系中遭遇挫折性事件，又不知如何处理时，会产生不良情绪的体验，从而产生一般心理问题。

【举例】

　　来访者，男，45岁，个体户。来访者有一群朋友，每次这些朋友过生日的时候，他都会买蛋糕前去祝贺；朋友有事，他都会提前到场。但是当自己过生日的时候，朋友的反应不如他想的那般热情，尤其是自己最近有事，寻求朋友帮助时遭到了几次拒绝，深感自己交错了朋友，产生了焦虑和困惑，故前来咨询。

6. 学习类

　　学习是一个长期过程，学生若在学习的过程中压力过大及学习方法不当等也会导致一般心理问题的出现。

【举例】

来访者，女，19 岁，大二学生。来访者高中时期学习非常刻苦，成绩优异，考入大学后，同样努力，但是成绩总是无法达到预期水平。此次期末考试自己认为成绩应该不错，但事与愿违，遂对自己的学习方法产生困惑，深感焦虑，故前来咨询。

7. 适应性问题类

个体由于生活环境发生改变，无法从容面对新的生活环境，就有可能发生适应性问题。

【举例】

来访者，男，17 岁，高二学生。因文理分班被分到了新的班级，新的班级里自己认识的人较少，而且男生通常讨论足球，而自己喜欢篮球，感觉无法融入，进而产生焦虑，学习效率下降，申请换班遭拒后情绪低落，故前来咨询。

8. 性格类

一些个体的性格特点，如自卑、倔强、完美主义、孤僻等都可能引起一般心理问题。

【举例】

来访者，女，31 岁，公司管理人员。来访者是一名高学历的海归，个性较强，开车的时候因为一些司机的不文明驾驶行为让她非常愤怒，时常控制不住自己的情绪，甚至有时候会产生"路怒"情况，自觉烦恼无比，故前来咨询。

（三）汪道之的分类

汪道之在《心理咨询：心理问题个案分析与解决方法》一书中将一般心理问题分为 7 类：人际交往类、情绪心理类、情爱心理类、心理健康类、个性类、学习类、性心理类。

笔者通过实践总结后认为，该分类也有非常大的借鉴意义。

1. 人际交往类

代沟问题、沟通障碍、流言问题、紧张、胆怯、异性交往问题、友谊挫折问题等。

2. 情绪心理类

烦恼、愤怒、沮丧、情绪不稳定、消沉、厌倦、忧伤等。

3. 情爱心理类

单相思、拒绝爱慕、失恋、青春期恋爱、不良情绪、异性恐惧、凑合心理、外遇、离婚等。

4. 心理健康类

心理压力、亚健康、心理疲劳、多疑、焦虑、心理承受能力差等。

5. 个性类

嫉妒、羞怯、虚荣、自卑、自负、自我中心等。

6. 学习类

学习困难、怯场、学习心理疲劳等。

7. 性心理类

手淫、同性恋、性冲动、性焦虑等。

第二节　心理咨询与心理治疗

一、心理咨询的概念

心理咨询是指运用心理学相关的方法，对企图解决心理问题并在心理适应方面出现问题的来访者提供心理援助的过程。需要解决问题并前来寻求帮助的人称为来访者，提供帮助的人称为心理咨询师。来访者通过语言或者文字等方式，就自身存在的心理问题，同心理咨询师述说、询问与沟通，在心理咨询师的支持和帮助下，通过共同的讨论找出引起心理问题的原因，分析问题的要点，进而寻求摆脱困境、解决问题的条件和对策，有利于来访者恢复心理平衡、维护身心健康、提高对环境的适应能力。

二、心理治疗的概念

心理治疗是指由受过专业训练的心理治疗师对来访者的心理与行为问题进行治疗的过程。在这一过程中，来访者希望解决生活中出现的问题或消除某些症状，也可能因寻求个人发展而进入一种契约关系，心理治疗师以一种规定的方式与其相互作用。

三、心理咨询与心理治疗的不同

（一）工作任务不同

心理治疗的重点在于弥补患者已有的损害，解决患者的发展障碍。心理咨询的重点在于预防，它强调发展模式，重点在于促进来访者的成长，帮助其发挥最大的潜能。

（二）对象和情景不同

心理治疗的对象是有心理异常的患者，是在临床和医疗情景中开展工作。心理咨询的对象多为心理正常的人，一般在学校、企业、心理咨询机构等情景中开展工作，处理日常生活问题。

（三）工作方式不同

心理咨询应用较多的方式是介入来访者的生活环境之中，如参与他的直接环境，与来访者的家庭、亲友取得联系，应用较多的日常生活设施（如电话等），设计和组织学习班和各种团体活动。心理治疗的形式更多地是一对一访谈。

（四）解决问题的性质和内容不同

心理咨询具有现实指向的性质，涉及的是意识问题，如有关职业选择、培养教育、生活和工作指导、学习辅导等，因此多采用认知和伦理的途径。心理治疗涉及内在的人格问题，更多地是与无意识打交道。

四、心理咨询与心理治疗的基本原则

（一）助人自助原则

心理咨询与心理治疗是帮助来访者自己解决问题，而不是代替来访者解决问题。

（二）保密原则

来访者与心理咨询师/治疗师的谈话是保密的，其中也包括来访者到医疗机构接受帮助这件事。但出现某些特殊情况时，如来访者自伤等，心理咨询师/治疗师需要向有关部门报告。

（三）时间限定原则

心理咨询与心理治疗必须遵守一定的时间限制。心理咨询与心理治疗的时间规定为每次 50 min（第一次咨询可适当延长时间），频率通常为每周 1 次。除特殊情况外，一般不能随意延长或间隔咨询时间。

（四）尊重来访者原则

心理咨询与心理治疗讲究来访者的主动性，来访者寻求咨询完全出于自愿。无论是在咨询关系确立的时候，还是在心理咨询与心理治疗的过程中，或是在咨询关系终止时，是否接受或继续心理咨询与心理治疗，心理咨询师／治疗师要完全尊重来访者的个人意愿，不能强制要求其进行咨询／治疗。但对于一些特殊来访者，如迫于父母或亲戚等的要求而来访的，也应对其进行心理咨询／治疗。

（五）理解支持原则

心理咨询师／治疗师对来访者要充分理解并共情，帮助来访者分析原因并寻找出路，不能强加自己的人生观与价值观给来访者，也不能用道德的眼光批判其对错。

（六）积极心态培养原则

心理咨询师／治疗师的主要职责是帮助来访者分析问题，培养来访者积极的心态，树立其自信心，让来访者的心理得到成长，从而自己找出解决问题的方法。

（七）感情限定原则

咨询关系的确立和咨询工作顺利开展的关键是心理咨询师／治疗师同来访者建立良好的咨询关系，但也需把握好度。来访者的不合理要求和劝诱，即便是好意的，在咨询结束之前也应该拒绝。同来访者接触过密的话，不仅容易使来访者过于了解心理咨询师／治疗师的内心世界和私生活，不利于来访者的自我表达，也容易使心理咨询师／治疗师该说的不能说，从而失去客观公正地判断事物的能力。

第三节　心理咨询与心理治疗的形式与技术

一、心理咨询与心理治疗的形式

（一）个体咨询

这是心理咨询师／治疗师与来访者进行谈话的心理咨询与心理治疗。心理咨询师／治疗师与来访者交谈的目的在于让心理咨询师／治疗师了解来访者的心理问题／疾病发生的过程与特点，帮助来访者掌握自己的心理问题／疾病的情况，并对其有正确的认识，消除来访者紧张不安的情绪，使其接受心理咨询师／治疗师提出的方案，并与心理咨询师／治疗师合作，与心理问题／疾病作斗争。个体咨询是一种普遍应用的心理咨询与心理治疗的方式。

（二）团体咨询

这是心理咨询师／治疗师把有同类问题的来访者组织起来进行的心理咨询与心理治疗。一般把来访者分成几个小组，每个小组由几个或十几个来访者组成，并选出组长。团体咨询的主要方法是讲课、开展活动与讨论。心理咨询师／治疗师根据来访者普遍存在的心理因素及观点，深入浅出地对来访者讲解有关的症状表现、病因、治疗和预后等，使来访者了解其发生、发展的规律，并消除顾虑、建立信心。或组织组员开展活动，之后大家分组讨论。来访者联系自身实际情况开展活动，讨论时要力求生动活泼。心理咨询师／治疗师要鼓舞来访者进行分析和自我分析，可邀请治疗效果较好的来访者做经验介绍，通过现身说法，起到示范作用。

个体咨询与团体咨询还可以结合起来。团体咨询着重同类来访者的共同问题，个体咨询侧重解决来访者个人的具体问题。

（三）家庭咨询

心理咨询师／治疗师根据来访者同家庭成员之间的关系，采用家庭会谈的方式，建立良好的家庭心理环境，使家庭成员之间的心理相容，家庭成员共同努力帮助来访者适应家庭生活。在家庭咨询时，必要的家庭成员都要参加。

二、心理咨询与心理治疗的相关技术

（一）精神动力学心理疗法

精神动力学（psychodynamics）又称为动力心理学、心理动力学或精神分析学。精神动力学的动机原则由西格蒙德·弗洛伊德（Sigmund Freud）在 20 世纪初发展起来。该观点认为，人的行为是受强大的内部力量影响并驱使的，这是一种生物本能。弗洛伊德的理论把人看作由内部和外部力量组成的一个复杂的网络。

他第一次承认了人的天性并不总是理性的，行为可能是被不在意识范围内的动机所驱使。

在弗洛伊德之后发展出了很多新的精神动力学模型。弗洛伊德强调儿童早期是人格形成的阶段，而新弗洛伊德主义把这一理论扩展了，认为其包括了个体整个人生受社会影响和互动的过程。

根据精神动力学进行的治疗即精神动力取向的心理治疗，被称为精神动力学心理疗法。该疗法源于弗洛伊德的经典精神分析学（classic psycholoanalysis）。在进行经典精神分析学咨询的过程中，来访者可以觉察到一些被压抑的情绪或者情感，会让这些潜意识都呈现在自己的显性意识中，从而去处理那些没有解决的问题和情感。

下面以抑郁障碍（depressive disorder，也叫抑郁症）为例来阐述精神动力学心理疗法的具体内容。

1. 讨论形式

每周你将与你的心理咨询师／治疗师进行开放式讨论，而不是遵循结构化的计划。这意味着你可以自由地谈论你的想法，心理咨询师／治疗师会指导你完成这个过程。与经典精神分析学咨询不同，你可能不会躺在沙发上，而心理咨询师／治疗师在你身后。相反，你会像其他疗法一样坐在椅子上。

2. 治疗频率

双方每周至少见面1次，也可能会更频繁，每次见面可能会持续1 h。你将接受至少几个月的治疗，但根据你的心理咨询师／治疗师和你面临的问题，治疗时间可能会持续数年。你的心理咨询师／治疗师将帮你关注生活中的模式，以及你过去的经历和潜意识如何影响你现在的行为。

3. 畅所欲言

尽管你的心理咨询师/治疗师可能会打断你的提问或改变讨论方向，但他们不应该对你说的话发表意见。相反，心理咨询师/治疗师依旧是一个中立的发声板，这有助于加强你们的关系，鼓励你更自由地说话。

4. 识别感情

在进入精神动力学心理疗法之后，你可能会发现自己没有意识到的感觉和情绪。虽然这一过程往往没有经典精神分析学咨询那么激烈，但它将帮助你识别自身的情感和行为模式，以及你的过去如何影响你的现在。

5. 适用对象

精神动力学心理疗法除适用于抑郁障碍患者之外，还适用于有问题童年的来访者、人格障碍患者、需要与药物治疗结合的患者。

（1）抑郁障碍患者。如果你患有抑郁障碍或抑郁障碍复发，对其他形式的治疗已经"免疫"，并且需要别人帮助挖掘自己的感受，发现可能影响你思想和行为的潜在问题，那么精神动力学心理疗法可能适合你。因为这种方法具有独特的优势：揭示你心理问题的根源，也会让你有机会尝试与人交往的新方式，有助于缓解你的抑郁障碍。

（2）有问题童年的来访者。如果你的童年或成长经历有问题，在生活中经历过负性事件，你想知道过去的负性事件如何影响你当前的感觉、情绪和行为，并且自我感觉能够在治疗中表达自己，或以开放的方式交谈，那么可以尝试这种方法。

（3）人格障碍患者。人格障碍指的是已经形成的不正常的却稳定的人格。患者深感痛苦，自身的情感和意志活动受到侵害，也给周围人带来不良影响。人格障碍主要包括偏执型人格障碍、分裂样人格障碍、反社会型人格障碍、冲动型人格障碍、表演型人格障碍、强迫型人格障碍、焦虑型人格障碍和依赖型人格障碍。人格障碍的精神动力学心理疗法与其他形式的心理疗法在侧重点上略有差异。针对人格障碍的精神动力学心理疗法更具有指导性，比起重复与强调对过去事件的回忆和重建，其将重点放在了如何与人交往、面对外在困难和怎样处理个人内在感受上。

（4）需要与药物治疗结合的患者。如果你正在寻找药物之外的附加疗法，这种疗法可能对你有好处。精神动力学心理疗法比单纯的药物治疗更有效，我们也有理由假设将这种疗法与药物治疗相结合将产生更积极的结果。

6. 与其他治疗方法的对比

第一个不同点：抑郁障碍的精神动力学心理疗法是一种具有治疗效果的谈话疗法。精神动力学心理疗法在治疗抑郁障碍的过程中会检查来访者的过去，从而改善他们现在的状况。而其他心理疗法则更注重当下，很少考虑过去。例如：认知行为疗法（cognitive behavioral therapy）治疗抑郁障碍会通过改变思维模式或者行为来改善抑郁。此种疗法的原理：基于错误的思维模式是抑郁或者维持抑郁的潜在原因之一。人际关系疗法（interpersonal therapy）治疗抑郁障碍则会集中于解决当下在关系中的事件和问题，从而改善来访者的工作、生活状况。

第二个不同点：除了不涉及挖掘来访者的过往之外，上述其他心理疗法通常在一个来访者填完一张结构化的表格之后会有一个时长限制（如 4 个月）。而精神动力学心理疗法治疗抑郁障碍可能会在一个更长的时间（如长达 1 年）框架下进行，每次的治疗都会有一个开放性的结尾，方便下次探索。

第三个不同点：精神动力学心理疗法把心理咨询师／治疗师与来访者之间的关系视为"思维－行为模式"难题的一部分。这与认知行为疗法和人际关系疗法等其他疗法不同，在这些疗法中，虽然来访者与心理咨询师／治疗师的关系被认为是重要的（如在融洽关系方面），但不是治疗过程本身的一部分。

总的来说，精神动力学心理疗法作为一种深层心理治疗方法，着重理解来访者过去的经验对塑造目前情绪、行为、认知、期待等模式的影响，它关注治疗当下的情感和关系，通过防御、移情、阻抗、梦、设置分析等技术手段促成来访者的矫正性情感体验、内省和改变，以此治疗症状和缓解心理困扰。

（二）认知行为疗法

认知行为疗法是目前较为常用的心理治疗方法之一，通过理解和改变心理障碍患者适应不良的思维和行为，帮助患者产生积极的心理功能改变，以便更好地控制症状。

认知行为疗法认为，事件本身并非人情绪产生的原因，情绪的产生来自人对所遭遇的事情的信念、评价、解释或观点。正如认知行为疗法的主要代表人物亚伦·贝克（Aaron T Beck）所说："适应不良的行为与情绪，都源于适应不良的认知。"例如，一个人一直自我贬低，总是认为自己表现得不够好，甚至连自己的父母也不喜欢他，因此，总是不自信，有自卑心理，觉得做什么都做不好，也无意义。认知行为疗法治疗的方向便是帮助他重新构建认知结构，重新评价自己，重建对自己的信心，改变对自我的认知。

认知行为疗法认为治疗的目标不仅仅是针对行为、情绪这些外在表现，而是分析来访者的思维活动和应付现实的策略，找出来访者不合理的认知并加以纠正。

阿尔伯特·艾利斯（Albert Ellis）提出了"ABC 理论"，解释了个体的不良情绪和行为是如何产生的。A 指与情感有关系的事件（activating events）；B 指信念或想法（beliefs），包括理性或非理性的信念；C 指与事件有关的情感反应结果（consequences）和行为反应。

"ABC 理论"认为：通常人们认为事件和反应的关系是事件A 直接引起反应 C。事实上并非如此，在 A 与 C 之间有 B 的中介因素，即 A 是否引起反应 C 受 B 的影响，也就是受人们的信念或想法（认知态度）的影响。

我们常见的不合理的认知有：

（1）主观臆想：缺乏根据，主观武断推测。例如一件事情没有做好，就觉得所有人都因此对自己有意见。

（2）一叶障目：置总体前后关系和背景不顾，只看细节或一时的表现而作出结论。如某学生一次考试中有一题未答出，事后一心只想着未答的那道题，并感到这场考试全都失败了。

（3）乱贴标签：即片面地把自己或别人公式化。例如某一来访者将孩子学习不好归于自己，并认为自己是个"坏母亲"。

（4）非此即彼的绝对思想：认为不白即黑，不好即坏，不能容错误，要求十全十美。例如某位来访者有一次考试未达到预定目标，便认为自己是个失败者，一切都完了。

认知行为疗法可以用于治疗许多疾病和心理障碍，如抑郁障碍、焦虑障碍（anxiety disorder）、神经性厌食症、性功能障碍、药物依赖、恐惧症、慢性疼痛、精神病的康复期治疗等，其中最主要用于治疗抑郁障碍。尤其对于单相抑郁障碍的成年患者来说，认知行为疗法是一种有效的短期治疗方法。

下面以抑郁障碍和焦虑障碍举例来说明各自的特点。

抑郁障碍

【认知】无兴趣、情绪低落。

【不合理的认知】①极端化：抑郁障碍患者受挫后会无端地自罪自责，无限放大自己的缺点，看不到自己的优点。②消极想法：抑郁障碍患者常常坚信自己是一个失败者，并且失败的原因全在于他自己，认为自己没有未来，坚信自己低人一等、什么都做不好。总之干什么都不会成功，做什么都没有希望。抑郁障碍患者的这些观点常不符合现实。

【核心信念】我不好，我不受欢迎，别人不喜欢我。核心信念与个人经历、抑郁障碍患者对重要人物的认同以及对别人态度的感知等因素有关。

【风险】最大的风险是自杀。

焦虑障碍

【认知】夸大危险：对自己知觉到的危险作过度夸大的反应，对事物的失控作灾祸性的解释。其认知的内容大部分都是围绕着身体或心理、社会的危险，如怕死去、怕发疯、怕失控、怕晕倒、怕被人注视、怕出错、怕发生意外等，他们会选择性地注意、筛查那些身体或心理的威胁性信息。

例如，来访者亲人因癌症去世，自此之后来访者总是觉得胸闷、身体疼痛，深信自己也患上了癌症，这种灾难性的想法和解释将他的焦虑推向了高峰，形成了第一次惊恐发作。

【核心信念】外界是危险的，我没有信心对抗外界的危险。焦虑障碍患者的核心信念多以"危险"为主题。危险的核心信念在躯体感觉和认知错解中发挥着重要作用。危险的核心信念带来危险的自动想法，进而引起焦虑。

（三）人际关系疗法

人际关系疗法由柯勒曼和威斯曼在 20 世纪 80 年代首创。这种心理疗法应用于重度抑郁障碍（major depressive disorder, MDD）的治疗，是一种限时的短程心理治疗模式，通过帮助患者改善他们的人际关系或者改变其对人际关系的期待，来减轻患者痛苦、改善患者的人际功能。

人际关系疗法认为，人际问题领域中有 4 种问题，而这 4 种问题的任何一种都有可能导致抑郁障碍。这 4 种问题是人际关系的丧失、人际角色的纷争、人际角色的转变以及人际关系的缺陷。

那么，针对这 4 种问题，人际关系疗法有哪些措施呢？

（1）人际关系的丧失：指失去重要的爱的对象。通常人们会因此产生不正常的悲伤反应（grief reaction）。这种反应可以特征性地从震惊和困惑期开始，经过全神贯注于死者的抑郁期，最后进入逐渐消除时期。偏离这个顺序的情况是常见的，而且悲伤的病理表现可以构成明显的抑郁性疾病。在人际关系丧失的个案中，人际关系疗法是鼓励患者去了解他们与死者的关系，并表达他们的愤怒等情绪。最后，患者要形成回忆死者的新方法，并寻求新的关系。

（2）人际角色的纷争：个体至少和某一个人之间缺乏相互的满意的人际关系而产生的冲突。当当事人对他们的关系及每个人应扮演的角色有不同的期望时，人际角色的纷争就会发生。临床上的人际角色的纷争是人际问题中最常见的一种与抑郁有关的问题，尤其是女性。人际关系疗法要帮助患者对他们所卷入的任何角色进行检查，找到并掌握解决这些问题的方法。

（3）人际角色的转变：随着生活的变化而个人的社会角色发生转变，如离婚或孩子出世。大多数人能够适应这些角色的转变，但有些人感到生活的变化导致的角色转变给他们带来了压力，从而表现出抑郁。例如。10%～30%的妇女会患上典型的产后抑郁症（postpartum depression）。这种抑郁症不同于其他的产后症候群。心理学家认为，心理和社会、文化因素对产后抑郁症可能有重要影响。

（4）人际关系的缺陷：根据柯勒曼的看法，许多抑郁障碍患者在童年期曾经体验过人际关系的破裂，因此进入成年期后无法与他人建立正常的人际关系。人际关系疗法要帮助患者认清他们的缺陷及其根源与性质，并教导他们掌握社交技能，学会自我肯定，以促进其社会功能的发展。

总的来说，人际关系疗法没有受到像认知行为疗法那样广泛的评价，也不如认知行为疗法那样具有广泛的有效性，但是已经取得的研究成果对它治疗重度抑郁障碍的有效性给予了有力的支持。这种治疗方法关注当前的人际关系问题，试图帮助个人改变不良的相互作用模式。研究指出，那些连续接受1个月1次人际关系疗法治疗的患者复发的可能性要小很多。

（四）催眠疗法

催眠疗法是指用催眠（hypnosis）的方法使来访者的意识范围变得极度狭窄，借助暗示性语言，以消除病理心理和躯体障碍的一种心理治疗方法。催眠可以很好地推动人潜在的能力。

催眠的方法可分为直接法（或自然法）和间接法。直接法就是通过简短的语言或轻柔的抚摸，使来访者进入类似睡眠的状态。间接法借助于光亮的小物体或单调低沉的声源，让患者凝视、倾听，或以"催眠物"接触头或四肢，而施治者则在一旁反复暗示来访者进入催眠状态。催眠的程度一般分为浅催眠、中度催眠和梦行3级。为了治疗的需要，进入浅催眠即可。此时，可根据来访者的病症，用正面而又肯定的语言向他明确指出有关症状定将消失，或进行精神分析，找出其致病的心理根源。治疗后，可及时唤醒或暗示来访者醒来。

催眠疗法的适应证主要是神经症及某些心身疾病，而对于有严重机能性色彩的器质性疾病，催眠疗法可作为药物治疗的一种辅助方法。

（1）神经症，包括神经衰弱、焦虑症、抑郁症、癔症、强迫症、恐惧症等。

（2）心身疾病，催眠疗法不但能消除致病的心理因素，还能使机体病损康复。

（3）性功能障碍，包括男性性功能障碍和女性性功能障碍。如男性阳痿、早泄、射精困难等，女性性欲障碍、性交疼痛障碍（如阴道痉挛）等。

（4）儿童行为障碍，包括咬指甲、拔头发、遗尿、口吃等儿童不良行为，儿童退缩行为，儿童多动症，儿童品德问题。

（5）神经系统疾病，包括面神经麻痹、偏头痛、神经痛、失眠等。

（6）其他适应证，如戒酒，戒烟，术后镇痛，无痛分娩，减轻癌及关节炎疼痛，改善机体抵抗力，破坏或消除由病毒引起的湿疣和其他疾病。

（五）人本主义疗法（humanistic therapy）

人本主义疗法是心理治疗的一种，它将人看作一个统一体，从人的整体人格去解释其行为，把自我实现看作一种先天的倾向，认为应该从患者自身的主观现实角度而不是心理治疗师的客观角度去分析。由美国著名应用心理学家卡尔·兰塞姆·罗杰斯（Carl Ransom Rogers）所建立的"患者中心疗法"（patient-centered therapy），可以被认为是人本主义疗法的集中体现。

1. 原理

人本主义心理学认为，自我概念（self-concept）与体验不一致时常可导致心理障碍。当个人对环境的知觉和对环境的解释不协调的时候，个人就会用自欺的方式避免面对，不去实事求是地解决。人本主义治疗的重要目的是设法让患者自觉地抛弃自欺的外衣，面对现实。它强调人本身具有了解和改善其自身行为的巨大潜力，但是，如果环境不好或没有良好的指导，这种潜力就得不到发展，或向歪曲的方向发展，而成为异常行为。

如果在进行心理治疗时，心理治疗师能表达关怀、真诚和理解，那么患者的这种潜力就可能被释放出来。心理治疗师和患者之间特殊的治疗关系是整个治疗过程的关键所在。心理治疗师只能表示对患者的了解、同情、关怀、尊重，接受和愿意听他的倾诉等，对来访者的行为不作任何解释、干涉或控制。因此，人本主义疗法也称非指令性治疗。

2. 特点

（1）以患者为中心，强调动员患者内部的自我实现潜力，使患者有能力进行合理的选择和治疗他们自己。心理治疗师的责任是创造一种良好的气氛，使患者感到温暖，不被压抑，得到充分的理解。心理治疗师的这种真诚和接纳，会促使患者重新评价自己周围的事物，并按照新的认识来调整自己和适应生活。

（2）将治疗看成一个转变过程。心理治疗主要是调整自我结构和功能的一个过程。一个人有许多体验是自我所不敢正视和不能清楚感知的，这是因为面对或接受这些体验，与自我现状的结构会不协调，并使自我感受到威胁。心理治疗师就像是可以接受的改变了的自我，帮助患者消除不理解和困惑，产生一种新的体验，从而使患者放弃旧的自我形象。心理治疗师通过以患者为中心的治疗所产生的新的人际关系，使患者体验到"自我"的价值，学会如何与他人交往，从而达到治疗目的。

（3）非指令性治疗的技巧。与一般的指令性治疗比较，罗杰斯反对操作和支配患者，认为在任何时候都应让患者确定讨论的问题，而心理治疗师不提需要矫正的问题，也不要求患者执行推荐的活动。

3. 工作内容

（1）建立良好的咨询关系。心理治疗师要让患者感到温暖和被无条件的接纳，这样患者就可以表达自己内心世界的感受，接受自己的情绪，尤其是那些先前因为害怕引起不愉快，或担心遭到别人拒绝而一直隐藏的情绪，并通过自己的努力达到对疾病的新的理解。

（2）无条件地倾听。心理治疗师应当积极倾听患者的所思、所感、所想，倾听时眼光注视着对方，不时点头表达认真倾听的态度。心理治疗师倾听时的诚意和专心致志，意味着不仅用耳朵听，还要用脑听、用心听，因为只有诚心诚意地倾听才会有反馈和交流。

（3）复述和反馈。为了让患者明白心理治疗师能够理解患者所讲述的一切，心理治疗师可简要地重复患者所述的内容，这样有助于来访者对自己的所思、所感、所言获得新的理解和领悟。

三、心理防护方法

（一）冥想（meditation）

冥想是一种改变意识状态的形式，指通过调整身体和注意力，从而深度放松，达到宁静的意识状态。

1. 冥想的模式

冥想有接受型和积极型2种不同的模式。在接受型模式下，我们只需放松，允许意象或印象进入脑海，对细节不作任何选择。而在积极型模式下，我们会有意识地选择和创造我们希望看到的或想象的事物。这2种模式都是冥想的重要组成部分。

2. 冥想的方法

（1）让自己处于放松的姿势中，闭上眼睛，调整呼吸。可以回想和某个爱的人在一起的感觉，并不断扩展这种爱意，把很多人都包括进来，给予他们祝福。

（2）回想如果对方这么对自己，自己会是什么感觉，把这些感觉当作对自己的奖励加以接收。正视自己的痛苦，把对他人的关心和良好的期盼都延伸到自己身上。

（3）用手掌贴在脸颊或者胸口，带着轻柔和温暖呵护自己，在意识深处对自己说："再次快乐起来吧，让这些痛苦的时刻赶快过去吧。"

（4）当觉得冥想已经完成时，向所接收到的一切表达感恩，有意识地慢慢回到当下，并将想象频率逐渐降低到身体感到舒服的程度。

（5）冥想结束，睁开眼睛。如果愿意，还可以记录下这些经历。然后继续之前的日常生活，去做其他事情。

最初可以每天选择固定的 2~3 个时间段来练习，每次 10~15 min。待熟练掌握技巧、能达到放松状态后，可以随时随地做这种练习。如果感到疲倦、烦躁、焦虑不安，可以做一做冥想，只需做几分钟，就能大大改变不良情绪。研究发现，长期练习冥想，人们会更少"自动化地对外界刺激做出情绪化的反应"。

（二）腹式呼吸（abdominal breathing）

练习腹式呼吸的时候可以采取坐姿、站姿或卧姿，眼睛可以睁着也可以闭着。要尽可能让自己觉得舒适。

将意念集中于腹部（脐下 3 cm 到丹田这个区间），并将注意力集中到呼吸上。

把一只手放在腹部，缓慢地用鼻深吸一口气，尽力扩充腹部，将腹部想象成一只气球，它正在充满空气；同时心中慢慢地从 1 数到 5。吸气到位时，连肺尖都会充满空气。而后屏住呼吸，心中慢慢地从 1 数到 5。接着慢慢呼气，收缩腹部，同样将腹部想象成一只气球，它正在放气。重复以上过程 7 次即可。

（三）内在安全岛技术

内心的安全感是一个人能够正常生活的首要条件之一，而生活当中的创伤或伤害事件一旦发生，就会破坏当事人的安全感。这种创伤或伤害事件包括地震、洪水、火灾、交通事故等意外事件，或者暴力、虐待、抢劫、强奸、恐吓等人为伤害事件。当事人可能长时间甚至终身生活在恐惧、紧张、焦虑或痛苦的情绪中不能自拔，即使明明知道伤害或危险已经过去，自己已经处于安全的环境之中，但仍然感觉危险会随时再次降临到自己的头上。内在安全岛技术就是通过想象，在内心寻找一个属于自己的、安全的、舒适的地方暂避一下，从而缓解紧张、焦虑、恐惧等不良情绪，是情绪稳定化技术中的一种，在心理援助中能发挥巨大的作用。

所谓内在安全岛，是指你可以在你的内心深处找到一个使自己感到绝对舒适和惬意的地方，它可以在地球的某个地方，也可以在一个陌生的星球上，或者任何一个地方。如果可能的话，它最好存在于想象的、并非现实世界中真实存在的地方。关键是，这个地方只有你一个人可以进入，你在这个地方是安全舒适的。

这个地方应该受到良好的保护，并且有一个很好的边界。它应该被设置为一个你绝对有能力阻止未受邀请的外来物闯入的地方。真实的人，即使是亲人或好友，也不会被邀请到这个地方。因为与亲人或朋友的关系中也可能包含造成压力的成分。在内在安全岛上不应该有任何压力存在，只有好的、被保护的、充满爱意的东西存在。当然，你如果在进入那个地方时产生了强烈的孤独感，也可以带一些有用的、喜爱的物件一起进入。内在安全岛技术可以帮助那些遭受过心理创伤并有紧张、焦虑和恐惧等不良情绪的人稳定情绪，并在一定程度上缓解焦虑，增加内心的安全感。

可以按照下面的方法试着练习。做这样的练习时，你可能要花上一点时间才能找到自己的内在安全岛。这没关系，慢慢找就好，直到这样的内在安全岛慢慢地在自己的心里清晰、明确起来。

第一步：进行 10~15 min 肌肉放松训练。首先，坐在舒适的椅子上，两脚分开，与肩同宽，两脚平行，两手放在膝盖上，双肩自然下垂，微微闭上双目，颈要直，头要正，让身体逐步放松。然后，用腹式呼吸慢慢地吸气，慢慢地吐气，这样能够更容易放松身心。呼吸均匀，深吸慢呼，越慢越好，要专注于呼吸吐纳之中。不要去管来自脑海之中的杂念，也不必去排除它，只需不断地将注意力集中在呼吸上，让呼吸的感觉充实你的意识。如此反复几次，自然可以进入极度的放松状态。

第二步：请你在内心世界里找一找，有没有一个安全的地方。在这里，你能够感受到绝对的安全和舒适。它应该在你的想象世界里，无论它在这个世界或者这个宇宙的什么地方。这个地方只有你一个人能够造访，你可以随时离开；你也可以带上有用的、可爱的东西。

你可以给这个地方设置一个界限，让你能够独自决定哪些东西被允许带进来，但真实的人不能被带到这里来。如果你在寻找内在安全岛的过程中出现了不舒服的画面或者感受，别太在意这些，你应该告诉自己：现在，你只是想找一个美好的、感到舒服的、有利于康复的地方。

第三步：觉察自己的感受。如果感觉有点冷，你可以想象一下，太阳出来了，温暖的阳光照在你的身上，你的身体越来越暖和。如果感觉有些热，你可以想象一下，现在一阵阵清凉的风吹过来，吹在你的身上。你也有可能会有一些消极的想象，如"暴风雨来了，我找不到回家的路，我好害怕"。别担心，想象自己手中有一支神奇的魔法棒吧！只要挥一挥手中这支神奇的魔法棒，乌云就散去了，太阳就出来了，天又晴了。或者想象自己手中有一个像电视遥控器一样的东西，只要一按这个遥控器，眼前的画面就像电视机换频道一样，又回到原来那个美好的景象中了。发挥你的想象吧，还有什么能带进来，还有什么需要增添，只要这些东西能让你感到安全，你就可以一直想象，直到你真的感到很舒服为止。

第四步：请你仔细体会，处在这样一个安全又温暖的地方，你看见了什么？你听见了什么？你闻到了什么？你的肌肉有什么感觉？请你尽量调动你的视觉、听觉、嗅觉、触觉、本体感觉，仔细地体会现在的感受。这样你就知道，到这个地方的感受是什么样的。

第五步：如果你在你的内在安全岛上感到绝对的安全，就请你用自己的躯体设计一个特殊的姿势或动作，做这个姿势或动作时，你便可以随时回到这个内在安全岛来。比如你可以握拳，或者把手摊开。以后当你做这个姿势或动作时，你就能快速到达你的内在安全岛。请你做这个姿势或动作，全身心地体会一下，在这个内在安全岛的感受有多么美好。

第六步：收回你的这个姿势或动作，平静一下，慢慢地睁开眼睛，回到自己所在的房间，回到现实世界中。你如果很认真、明确地完成了自己内在安全岛的构建，能完全体会到安全、舒适的感觉，就可以在自己情绪状况不好的时候加以使用了。如果一次练习达不到理想的效果，可以多练几次。当能达到理想的效果时，就将此时的安全岛模式固化，形成你的、独一无二的内在安全岛。当你伤心、难过、愤怒或焦躁时，只要做你设计的那个姿势或动作，你就可以进入你的内在安全岛，从而重新获得愉悦、平静的心情。

第二章

热线接听与处理

第一节　热线概述

为了促进心理和谐，向群众提供便利的危机干预服务，卫生部（现国家卫生健康委员会）于 2008 年 7 月启动热线电话试点建设工作，同年印发了《卫生部办公厅关于做好心理援助热线建设工作的通知》（卫办疾控发〔2008〕149 号），要求各省、自治区、直辖市等逐步设立热线电话。为了规范热线管理工作，2010年 2 月卫生部出台了《心理援助热线电话管理办法》和《心理援助热线电话技术指导方案》，2021 年 1 月国家卫生健康委员会出台了《心理援助热线技术指南（试行）》，有力地推动了热线事业向专业化、规范化发展。

一、热线的概念

热线是一种不需长时间等待、不受空间限制的心理服务形式，已有数十年的发展历史，涵盖心理健康教育、情感支持、危机干预等服务。它是一个专业的组织机构，依靠精神科医护人员、心理咨询师、心理治疗师、心理健康相关工作者，以电话为中介承担自然灾害、事故灾难、公共卫生事件或者社会事件心理援助的责任，识别经历创伤的人群或个体出现的精神障碍和危机状态，对高危人群进行危机干预或转介等的非营利性服务机构。在热线过程中，热线咨询员通过心理咨询的方法和技术，与来访者建立良好的咨询关系，帮助来电者澄清问题、寻找资源，满足来电者的需要，促进来电者的成长。

二、热线的目标与特点

（一）目标

（1）积极响应政府"健康中国行动"之心理健康促进号召，承担社会责任。

（2）提升心理援助应急管理水平，完善突发公共卫生事件应急机制，提高心理援助的处置能力，履行心理援助职责。

（3）构建心理服务网站，推广普及心理援助知识，提升全民心理急救意识，规范发展危机干预和心理援助。

（4）培养心理援助人才梯队，提升全民心理援助组织能力，打造专业化心理援助力量。

（二）特点

热线具有方便、快捷、匿名的特点，可以帮助来电者获得情感支持、摆脱危机心理、提供社会支持等。同时，热线强调3个方面：一是以电话为沟通渠道，且只能通过电话提供服务；二是运用心理学方法和技术，关注心理问题、促进自我成长；三是强调挖掘和利用资源。

三、热线的原则

（一）工作原则

（1）坚持公益服务：为来电者提供无偿的心理援助。

（2）坚持专业服务：运用心理学的方法和技术，为来电者提供各种有针对性的服务，如干预自杀危机、提供情感支持、疏导不良情绪等。热线咨询员需定期接受专业督导，保证为来电者提供专业的心理援助。

（3）坚持伦理要求：热线咨询员要遵守职业伦理，所言、所行不可对来电者造成伤害。

（二）伦理原则

（1）具备政治责任感：热线咨询员应该具备基本的政治责任感，在遵守国家法律法规的基础上开展工作，及时传达有关法律法规和政策，杜绝违背法律和道德的行为。

（2）科学、准确地传播信息：热线咨询员应当认真学习相关专业知识，不断更新知识，科学、准确地传播相关信息。

（3）及时处理应急事件：在面对应急或突发事件时，要沉着冷静，及时恰当地进行处理，不得违反相关职业守则。对应急事件不可隐瞒或弄虚作假。

（4）保持客观公正：以客观、科学、公正的态度对待每一位来电者，不给予道德价值评价。

（5）遵守知情同意及保密原则：如需对热线服务过程进行录音，应该事先取得来电者的知情同意，并充分尊重来电者的隐私权。除保密例外的情况外，未经来电者知情同意，严禁将来电者

的个人信息、求询问题以及相关信息透露给第三方，更不可利用
上述信息谋取私人利益。

四、热线的功能

热线具有心理健康教育、情感支持、危机干预、转介4大
功能。

（一）心理健康教育功能

大多数发达国家的热线已成为国民心理保健的重要方式，在
处理心理应激和预防心理问题方面发挥了积极作用。与此同时，
热线在重大灾难事件、公共卫生事件发生时，可以作为危机人员
的社会支持资源，为危机人员提供心理健康知识，提升其应对危
机的能力，达到安抚情绪、消除危机、预防自杀的目的。

（二）情感支持功能

热线通过电话与来电者建立初步连接，为来电者提供情绪舒
缓的绿色通道。热线咨询员运用倾听、共情、积极关注等常用心
理咨询技术为来电者建立具备心理建设的心理支持环境，让来电
者以匿名的方式倾诉，宣泄不良情绪，并积极地帮助来电者寻找
内部和外部资源，达到缓解情绪的目的。

（三）危机干预功能

热线咨询员在接听电话时运用专业知识识别高危来电，并对
有自杀、自伤、暴力倾向的来电者及时进行干预，与来电者讨论
有什么方法可以解决其遇到的问题，寻找来电者所拥有的资源，

选择最佳的方案，达到缓解高危人群心理危机的目的。

（四）转介功能

热线咨询员只负责为来电者建立连接，不能诊断疾病或指导用药。热线咨询员遇到超出热线的服务范围，或评估自己无法完成此次咨询任务时，应当及时转介给专家。

第二节　热线来电接听流程

一、热线的基本设置

本节旨在介绍一般的热线工作设置，也可以按照具体情况进行调整。

（一）热线名称与主办单位

热线咨询员常常是由志愿者组成的，志愿者来自四面八方，通过同一个号码、同一条热线与来电者沟通。每一位热线咨询员都应当对热线有明确、统一的认识，并在工作中将热线的主旨和精神传播出去。那么，了解热线的组织机构是非常重要的，在接线过程中也经常需要回答这个问题。如果热线咨询员不确定，就会让来电者产生不确定感，从而对热线信心不足。

【举例】

来电者："您好，请问你们是 ×× 热线吗？"

热线咨询员："您好，我们这条热线是由 ×× 单位主办的，是为××对象提供心理支持的热线。"

（二）问候语与热线咨询员的工作昵称

热线问候语是来电者首先听到的内容，统一的应答能给来电者留下清晰、专业的印象，促进其对热线的信任。热线咨询员接通电话后，要用比较平和、舒缓的语气讲出问候语，避免语速过快。

【举例】

热线咨询员："您好，这里是××热线，有什么可以帮您？"

热线咨询员在接听热线的过程中一般不暴露个人信息，且大多数热线要求热线咨询员给自己起个昵称，用于热线工作。也有热线选择用编号来称呼热线咨询员。昵称简单、亲切、意思较正面就好，如"大白""平安"等。

（三）服务时间

热线咨询员应当熟记服务时间，以便被询问时能准确回答。如果回答得含含糊糊，会给来电者留下一个热线组织管理松散的印象，令其对热线的专业程度和工作态度有所质疑。另外，当热线咨询员需要鼓励来电者再次来电时，也需要重复说明服务时间。

【举例】来电者不知从何说起，或来电却又不想说话的情况

热线咨询员："您现在可能还没有想好，没关系，等您想好了，可以再给我们打电话。我们的服务时间是早上8点到下午5点，服务时间都有人接听电话。现在我要挂断电话了，再见。"

【举例】来电者有自伤风险时，热线咨询员鼓励来电者在痛苦时再次拨打热线求助

热线咨询员:"如果您再次感到痛苦,请您不要做伤害自己的行为,可以在我们的服务时间给我们打电话,我们一起来面对。"

有时候,来电者会说:"现在感觉好多了,但是到了晚上又会非常难受,那个时候不知道是否可以拨打电话?"热线咨询员需要告诉来电者准确的服务时间,在服务时间内他可以打来;如果不在服务时间更要让来电者知晓,避免来电者满怀希望地拨打热线,却无人接听的情况。

(四)服务范围

热线的服务范围是由热线的目的和现实条件决定的,每一条热线都有它擅长处理的问题类型。热线的组织方可以根据服务范围有针对性地培训热线咨询员,明确的服务范围有利于来电者寻找适合自己的热线,形成合理的期待。

热线咨询员不仅要明确热线的服务范围,而且要能熟练地说出来。当来电者的问题超出服务范围或者遇到骚扰电话时,都需要重述服务范围。

(五)通话时长

每个热线平台会根据自己的服务特点规定通话时长。例如有些心理咨询机构设有热线,其通话时长一般为 15 min,用于了解来电者情况;抗灾抗疫热线的通话时长一般为 30～40 min。有些热线的通话时长更长一些,但一般不超过 50 min。对于特殊情况,如高危来电可以不考虑时长的规定。

那么,为什么要设定通话时长?通话时长为什么不超过 50 min?这个时间设置是心理援助工作长期以来被最多人选择的时长。时间过长会造成热线咨询员的疲劳，注意力不集中。如果来电卡在一个问题上，时间过长不一定会有好的进展，不如结束来电，让来电者在生活中思考和体会，尝试新的方法，并在此基础上再讨论。在接线过程中，热线咨询员要控制通话时长，主动总结来电者的问题，以便进入结束阶段。

很多新手热线咨询员对于结束来电有很大压力，感觉如果没有在限定时间内帮来电者解决问题就是没有做好工作。实际上，热线是陪伴来电者思考自己的问题的，不一定要有结果。如果两个人讨论仍一筹莫展，也是可以结束电话的。

【举例】

热线咨询员："您的处境确实很难，您不知道怎么做才能解决问题。我们今天就先讨论到这里，您可以把今天讨论的内容想一想，如果之后有什么新的想法，可以再打电话来讨论，您看这样好吗？"

（六）热线咨询员的资质

热线咨询员的资质是一个经常被问到的问题，也是新手热线咨询员最怕被问到的问题。如"您是心理专家／心理咨询师／医生吗？"

对于这样的问题，热线咨询员要按照实情回应来电者。来电者很想知道和他讨论心理问题的是什么样的人，有人期待是心理专家，有人期待是医生。在热线咨询员队伍中，往往有各种各样的心理工作者。例如，有的热线咨询员拥有心理咨询师的资质，是做心理咨询的从业人员，这样的热线咨询员可以称自己是心理咨询师；有的是心理学专业的学生，还有一些人接受过一定的培训，但是没有专职从事心理工作，这些同行可以称自己是接受过心理培训的热线咨询员。不必过于担心自己会让来电者失望，实话实说就好。

有时候来电者会说："你又不是医生，我跟你说有什么用？"新手热线咨询员最怕遇到这样的质疑，因为其自我认同尚不稳定，容易怀疑热线工作的意义。当来电者否定热线咨询员时，热线咨询员要沉着冷静，避免认同这样的判断，误以为自己真的没有什么用。需要强调的是，热线的价值不在于给来电者有用的信息或是治疗他的疾病，而是在两个人的交流过程中缓解来电者的压力。新手热线咨询员慢慢就会找到这样的工作状态：热线咨询员并不需要比来电者更有方法，只需要耐心陪伴，舒缓对方的情绪。

（七）保密原则及通话录音

心理援助工作必然要求保护来电者的隐私，不论是心理咨询还是热线都承诺对通话内容保密，而这个保密是有例外的，热线咨询员应该熟记保密原则和保密例外的表达方式。

【举例】

热线咨询员："我们在热线中讨论的内容都是保密的，只有在您伤害自己或他人，以及有关权力机关要求出示录音的时候，在有法律要求的情况下，我们才会在必要限度内提供谈话内容。"

由于目前大多数热线都是录音的，故录音是否会被泄漏成为许多来电者关注的问题。有人会询问能否不录音或者要求删除录音等。遇到这类问题时，热线咨询员要耐心重述保密原则，必要时说明录音只作内部考评使用，不会向任何无关人员透露。热线录音这件事一般在接通以后，通过语音告知来电者，相当于一个知情同意的过程。来电者如果继续使用热线,则视为接受了录音;来电者如果完全不能接受录音,可以选择挂断电话。

(八)其他伦理要点

1.保持专业关系

一些来电者在热线中感觉获得许多收获,但是热线时间有限,因此邀请热线咨询员线下见面,或者通过私人电话、网络工具等方式继续交流,面对这种情况热线咨询员应当拒绝,不和来电者发展私人关系。

【举例】

热线咨询员:"我们的工作都是在热线中进行的,不能通过其他方式联系。您可以在服务时间拨打热线找到我们。"

从热线的角度来说,热线的咨询关系是由热线机构接听来电者的电话构建起来的。通过来电者求助,热线机构将众多的热线咨询员组织成团队,完成咨询工作。热线内部的合作非常紧密,常常一个危机个案从处理到随访要经历几个月的时间,要十几个热线咨询员都参与才能完成。这些是个人无法独立完成的。一旦从热线的设置中脱离出去,热线咨询员就失去了团队支持,可能就变成了一个没耐心、会心烦、需要休息的一般人。这样做很可能无法在来电者最需要的时候帮助到他,还可能使来电者失去对整个热线团队的信任。

2.适当转介

心理咨询伦理的一项重要原则是在能力范围内工作,故无论是心理咨询师还是热线咨询员都需要熟练掌握转介技术。当遇到超出能力范围的来电时,除了倾听和舒缓来电者的情绪,还需要妥善将其转介到医院或心理咨询中心等更合适的机构。

在转介机构的信息资源方面，热线一般会提供医院、知名热线和心理机构的联系方式。热线咨询员工作的时候最好把这些资料放在手边，给来电者资料的时候最好多给几个，以便他们选择。

3. 不传播不实消息

热线咨询员在接听来电的过程中，可能会了解很多信息，这些事情是来电者说的，无法被证实，很多时候是不准确的。例如在地震后危机干预电话中，有灾区来电者描述他要求领取物资，发现物资领取不方便以及存在不公平现象等。热线咨询员不能把这样的信息当作确定的信息告诉下一个来电者，因为我们无法证实其准确性，而且情况随时可能发生变化。正确的做法是共情来电者在这种情况下出现的担心和不便。

危机事件发生以后，有一部分人的应激反应为恐惧，也有部分人的反应是愤怒，认为这种情况是完全可以避免的。当接到表达愤怒的来电时，热线咨询员要避免完全认同来电者的想法和感受，同时注意不要传播来电者因为愤怒而描述不全面的信息。

4. 不连续接听同一个来电者的来电

热线的设置和技术都不支持选择热线咨询员。来电者和热线咨询员都是双盲的状态。

一条热线是为大众提供服务的，而不是为某一个人提供服务的。希望每一位热线咨询员都能信任你的同事，相信另一位热线咨询员也可以把这件事情做得很好。如果来电者想持续做心理咨询，那么热线咨询员可以将其转介到另一个机构，重新建立咨询关系。让来电者依赖某一位热线咨询员是危险的，来电者可能在想象中对热线咨询员投注太多希望，从而给某一位热线咨询员带来太多压力。

5. 热线咨询员的自我关爱

做危机干预热线工作一定要注意自我关爱，避免职业枯竭（job burnout，也叫职业倦怠）。热线咨询员与来电者生活在相同的环境里，或多或少也受到了压力事件的影响。了解自己的心理需要是每一位心理咨询师，也是每一位热线咨询员胜任力（competence）中一项重要的内容。每一位热线咨询员都需要控制自己的工作量，热线管理机构也需要在工作时间上进行适当的管理。

二、热线的接听流程

热线的工作设施有别于心理咨询。心理咨询通常是连续的，在一段时间内为达成双方讨论的咨询目标而努力，每一次都要提前预约。而热线是一次性的，热线咨询员被动地接听来电，来电者可以在热线服务时间内随意拨打，所以常常是在其情绪激动的时候打来的。基于以上区别，热线的工作过程与心理咨询非常不同。热线的工作过程一般包括"倾听""问题解决""结束通话"3个阶段。在接听过程中，热线咨询员需要有意识地控制接听过程，在一次通话时间内带给来电者有效的帮助。

（一）倾听阶段

1. 问候语

问候语一定要匀速、清晰地说出来，让来电者能够听清楚。如果说得太快，会给人态度轻慢的感觉。心理援助热线不同于一般的服务热线，来电者往往承受着极大的心理压力，带着忐忑的心情拨通了电话。如果他们首先听到平稳、清晰的问候语，可以有效地增加其信任感和亲切感。

【举例】

热线咨询员："您好，这里是××热线。"

点评：有时候电话接通了，但是电话另一端暂时没有回应，这时候我们可以多说两句。建议改为："电话已经接通了，您听得到我说话吗？"或"有什么可以帮助您的吗？"

2. 建立关系

热线的工作时间比较短，建立关系几乎贯穿整个通话过程。来电者和热线咨询员互相看不到对方，因此热线咨询员的态度无法用表情、手势、神态等传递出去。在这种情况下，一切都需要依靠语言和声音。电话刚接通的时候，要避免长时间的沉默，热线咨询员应尽量把话说得完整、亲切，句子可以长一点。

来电者的第一句话就像"投石问路"，带着一些试探，且小心翼翼。热线咨询员给出的回应不仅是字面意义的，更要理解来电者的心理需要，更多地表现出与他交谈的意愿，并鼓励他开始讲自己关心的事情。有必要的话，可以重复保密原则和保密例外。

【举例】

A. 来电者："你们是医生吗？"

热线咨询员："不是。"

点评：这样的回应太简短了，注意除了回应字面意思还需要鼓励来电者继续谈下去。建议改为："我是热线咨询员，很愿意帮助您。"

B. 来电者："我从公众号上看到你们的电话。"

热线咨询员："是哪个公众号呀？您喜欢那篇公众号文章吗？"

点评：来电者谈及公众号只是一种寒暄，热线咨询员应该将对话引向来电者要讨论的话题，而这样的回应可能会把话题岔开，不推荐。建议改为："哦，我们在一些公众号上有广告。那么，今天您打电话来想谈些什么呢？"重复来电者的信息，并把话题引向来电者要谈的话题。

3. 提出问题

热线有一个有趣的现象，来电者与热线咨询员建立关系很可能是通过"提出一个问题"。根据经验，来电者会很快（通常在 1 min 以内）提出一个问题。这个问题可以说很突然，新手热线咨询员往往惯性地听到问题就朝着回答问题的方向思考了。但是在热线工作中，热线咨询员需要牢记的是，来电者的问题是不需要立刻回答的，我们首先要做的是澄清和了解关于这个问题的更多情况。

【举例】热线中常被问到的问题

A."我想咨询一个问题，您说这个世界上有没有爱情？"

B."我孩子同学的家长确诊××疾病了，不知道怎么办才好。"

C."我看电视很难受，您说为什么会发生这种事情呢？我们做错了什么？"

一定要牢记，来电者抛出这个问题是想与热线咨询员建立关系，想跟你倾诉，想告诉你更多，而不是要热线咨询员立刻回答这个问题。

以第一个问题"世界上有没有爱情"为例。首先，这是一个谁也无法准确回答的问题，但是在热线中不适合直接回答"我不知道"，即使热线咨询员精通爱情的哲学与心理学知识，也不要在热线上给来电者讲这些知识。在热线上应该重视的永远是来电者的心情。从来电者的语气中，热线咨询员能听到哪些信息？

是来电者对爱情的期待，还是失去爱情的沮丧？来电者身在哪里？在最近的生活中经历了什么？在拨打电话前又经历了什么？这些才是热线的重点，来电者需要的是被倾听。

如果遇到来电者倾诉欲望特别强、难以打断的情况，热线咨询员需要注意他的情绪，如果对方情绪非常焦虑，需要打断他回应一下。例如，"我稍微打断一下，听起来您挺激动的。我听您说您经历了许多事情，您慢慢讲，没关系，我在听。"讲话的时候，热线咨询员的语速要慢一点，平稳一点。这样的介入才有意义，很多时候可以稳定来电者的情绪，可能接下来就会发现来电者的语速也变慢了一些。

4. 积极倾听

在倾听阶段，与来电者初步交流并取得信任以后，来电者开始讲述自己的困惑。来电者能否在热线中放心讲述自己的经历和感受，是热线疏导不良情绪是否顺利最关键的一环。热线咨询员不需要很"聪明"地一听就懂，正好相反，热线咨询员要对来电者保持好奇，多了解他的情况，不要太早下结论。

（1）开放式提问，即不能简单用"是"或者"否"回答的提问。开放式提问可以促进对事情的叙述、评论等，给来电者更多选择讨论的角度。在热线的倾听阶段，要尽量开放地讨论，不做预先设定。

（2）封闭式提问，即能够用"是"或"否"回答的提问。热线咨询员希望确定一些事情时，可以用封闭式提问。如灾后热线的热线咨询员需要快速确认来电者是否处于灾区、是否处于危机状态，家里是否有伤亡损失，等等。

（3）反馈来电者的情绪特点。倾听阶段除了适当提问外，还可以反馈来电者的情绪特点。

【举例】

A."我听您话说得很慢,您平时说话都这么慢吗?"

B."您说您最近平静多了,可是在我听来还是有些焦虑。"

我们如果在倾听阶段觉察到来电者的情绪,就要反馈给来电者,也许他并不知道自己的情绪状态。

(二)问题解决阶段

在问题解决阶段,热线咨询员的工作从促进倾诉转移到引导来电者思考和得出行动方案。

提到解决问题,很多热线咨询员都感觉压力很大,来电者的问题解决不了怎么办?也有一部分热线咨询员非常期待这个阶段,认为终于可以给来电者出主意了。需要强调的是"助人自助"的原则,热线是帮助来电者自助的,切忌否定来电者自己的能力。热线咨询员的工作方式和教师传授知识不同,不是教导来电者怎样做,而是站在来电者身边,陪伴他思考自己的人生。要信任来电者,他最了解自己什么可以做、什么做不到,他是自己问题的最终解决者。

1.总结与反馈

经过倾听阶段,来电者讲了很多自己的情况。当咨询时间过半,或者感觉了解了比较多的情况时,热线咨询员就可以给来电者作一些总结。首先可以简单重复来电者的经历和想法,这个总结中添加了热线咨询员的思路,从而帮助来电者深化理解或者整理思路。当来电者陷入比较强烈的情绪时,热线咨询员可以着重反馈事实上的重点;当来电者是个很理智的人,描述事实比较多时,热线咨询员可以着重反馈来电者情感上的状态。

在接听热线的过程中,来电者和热线咨询员都经历了一次来电者的困境。热线咨询员从事实和情感 2 个方面反馈给来电者，加深来电者的理解，这个过程必然会增加来电者看待问题的视角，拓宽他的思路。至于来电者具体会采纳哪一种意见，由他自己决定。

2. 缩小范围

有时候，热线咨询员感觉来电者提的问题太多了，自己简直要淹没在无能为力的海洋里了。这时候可以询问来电者需要什么样的帮助，尽量缩小范围。

【举例】

A. "我们谈了很多事情，我更加了解您面对的处境了。那么，您今天打来电话，希望具体得到什么样的帮助呢？"

B. "您面临的问题这么多，您希望我们在电话中在哪些方面帮助您呢？"

这样的询问能够将来电者从纷乱的述说中拉回现实，意识到自己需要思考未来怎么办，不能一味停留在抱怨中。

3. 贴近现实的讨论

倾听阶段的谈话可以是叙事性的、情绪化的、幻想中的、记忆里的，但是当热线通话进入后半程，热线咨询员就要把话题引导到贴近现实和改变行为的层面。特别是对待情绪比较激动的来电者，可以建议他做一些简单的事情，也不一定是非常科学的、心理学的方式，可以是日常的小事，比如给自己准备水果、做运动、听音乐等任何来电者愿意做的事情。

【举例】

A. "我想，通过我们的谈话，您可能觉得好一点了，但人的情绪有时候会反复波动，如果待会儿您又感觉不好了，您可以做点什么缓解一下呢？"

B. "您说您不知道怎么办，我们可以一起讨论每种选择可能产生的后果。"

C. "今天我们通过热线谈了很多离职以后的事情，目前看来离职对您的生活影响很大，在这种情况下做点什么会对您的状况有帮助呢？"

可能有些热线咨询员会感到困惑，难道我们不需要给来电者出点主意吗？询问来电者觉得怎么做好，他万一毫无办法怎么办？如果来电者毫无办法，那么就需要比较直接地给出建议，想出具体办法，确保来电者的安全。但大多数情况下，来电者是有一定行动力的，热线咨询员不要把帮助来电者的责任全部揽在自己身上，认为自己必须有办法去"拯救"来电者。来电者对热线的需求主要是被倾听、被理解，有个空间可以发泄一下情绪。良好的关系和耐心的倾听，是热线给来电者最好的帮助。

4. 间接建议

间接建议就是指尊重来电者处理自己问题的能力，用询问的语气给出建议，供来电者选择，而不是肯定地强加给他。如果热线咨询员感觉对来电者的情况有了比较多的了解，可以给出有益的建议，那么可以在问题解决的阶段提出来。但是要注意采用间接建议的方式，避免给建议的时候有强加于人的感觉。

【举例】

A. "有些人在遇到类似的情况的时候会……您觉得这样做对您来说会有些帮助吗？"

B. "有些人会……，另一些人会……，您更加在意的是哪个方面呢？"

实践证明，在热线接线过程中，重要的是倾听阶段。有了很好的倾诉和信任，问题解决阶段的讨论一般都会比较顺利。

（三）结束通话阶段

一般热线的通话时长规定在 20 ~ 50 min。通话时间过长会给热线咨询员和来电者带来过多的情感消耗，不利于集中讨论问题。从倾听阶段到问题解决阶段，再到结束通话阶段，热线咨询员需要有意识地把握节奏，在规定时间内结束通话。

为了避免结束得过于仓促，需要留给来电者一些时间回顾谈话内容，这一点非常重要。热线咨询员可以自己作总结，也可以通过提问请来电者作总结。

【举例】

热线咨询员："今天您就……问题给我们打来电话，咱们讨论了……希望您能尝试一下，也许对您会有些帮助。今天咱们就谈到这里好吗？"

如果热线工作效果不明显，可以在结束前给来电者转介其他机构，并送上良好的祝愿。

【举例】

热线咨询员："咱们谈了很多，似乎对您的帮助不大，如果您有需要，我介绍几个机构给您，看看他们能不能帮到您。事情总会慢慢变化，祝您早日渡过这个痛苦的阶段。今天我们就谈到这里吧。"

一个完整的热线通话大概是这样一个过程：从问候语开始，热线咨询员和来电者在寒暄和问题中建立信任关系，经过倾听阶段、问题解决阶段，如果来电者仍处于危机状态，那么挂掉电话前还需要一个承诺的环节，最后结束通话。热线咨询员需要在整个过程中控制节奏，尽量在有限的时间内对来电者的困难进行有益的讨论。

第三节 困难来电的处理

一、高危自杀来电的评估与干预

（一）自杀危机的识别

1. 语言线索

来电者直接说"我不想活了""我想自杀"，或者说"我不如死了算了"等类似的语言；来电者没有明确表达自杀的想法，但是从其他的语言中能察觉到他有自杀的倾向，如"如果没有我，每个人都会过得很好""我再也无法忍受了，我的生活没有意义！以后我们都不会感到痛苦了""我找到了一个解脱的方法"等；来电者谈论自杀或者拿自杀开玩笑，谈论自杀的计划，包括方法、时间、地点等，询问自杀的方式等。

2. 行为线索

行为上明显或突然地改变，如退缩、冒险行为；抑郁、焦虑，有睡眠或饮食问题；把事情安排得井井有条；经常发生意外；药物或酒精滥用；等等。

3. 现实因素

重大事故或疾病、近期内的丧失、无法摆脱的困境、与人隔绝、缺乏情感支持、容易获得自杀方式等，这些现实因素增加了自杀风险。

（二）自杀危险的评估

1.评估自杀想法

首先要注意沟通方式，表现出专业、冷静，先询问："您能和我说一说发生了什么事让您这么痛苦吗？"当来电者表达痛苦、绝望的情绪时，再询问："在这种情况下，您有自杀的想法吗？"评估不能太晚，否则来电者已经实施自杀行为或正在实施自杀，就可能耽误了宝贵的抢救时机。

2.评估自杀计划

评估来电者是否有自杀计划，如果有，那么计划涉及哪些内容，如采取何种手段自杀，自杀方法的致命程度，计划自杀的时间和地点等。总之，了解得越详细越好。

3.了解有无自杀未遂史

自杀未遂是自杀的危险因素之一，询问患者有过几次自杀未遂，致命程度，最近一次的时间、地点、方式，因为什么自杀，自杀后采取了哪些措施，自杀未遂后的想法和感受，等等。

4.了解亲友有无自杀史

询问来电者的亲戚、朋友尤其是有血缘关系的人有无自杀者。如果有，询问这些人的自杀给来电者带来了什么样的影响。

5.评估目前所面临的实际压力

如："您认为这件事情最糟糕的结果是什么？""如果出现最糟糕的情况，您会怎么做？您觉得还有其他的办法和希望吗？"

6.评估目前拥有的社会支持，确定可以依靠的资源

如："您是不是和家人或室友生活在一起？""您日常大多数时间是单独活动还是与其他人在一起？"

7. 评估是否符合某种精神疾病的诊断

有研究认为，94% 的自杀致死个案都存在精神障碍，而不同类型的精神障碍自杀的风险是不同的。

（三）自杀危机的处理

1. 一般原则

（1）与来电者建立信任、和谐的关系，给来电者情绪宣泄的机会，向他表达理解和关心。同理他的心情，接纳他的感受，避免责备他。

（2）倾听来电者的叙述，接纳他。对无望、无助、无价值、自我隔绝和恐慌的感觉保持警觉。不要试图改变他的内心感受，不要试图改变他的观点，不要跟他讨论。相信他说的话，当他说要自杀时，应认真对待，评估自杀的风险，明确主要问题。

（3）来电者拨打热线就是寻求帮助的表现，告诉来电者他不再孤独，热线咨询员将和他一起探讨可选择的方法。

（4）发掘和利用来电者的优势以及可借助的外部资源，如对来电者具有支持作用的朋友、家人、机构、社会团体、个人信念等，让来电者明白自杀并不是解决问题的唯一方式。增加来电者自己解决问题的责任感和自我控制感。帮助来电者培养兴趣爱好，丰富生活，调节心情，使之增加对现实的眷恋。

（5）对于可能再次出现的自杀想法予以接纳，鼓励来电者意识到改变会慢慢到来，一切都会好转。协助来电者制订行动计划，如写下可以提供帮助的姓名和电话，制作他可能说的话的卡片，等等。以充满鼓励和希望的语言结束来电，同时提醒来电者可以再次使用热线帮助其应对自杀想法。

（6）对于有明显精神障碍或心理问题的来电者除要与他的

家人联系外，还要强烈建议来电者及时就医，以保证他的安全。

（7）如果来电者有详细的自杀计划，即将实施自杀行为，应想办法让来电者去除自杀工具，转移到安全的地方，给予他积极的倾听，稳定其情绪，必要时请求协助者（如与其家人或其他机构联系）。

2. 来电者已经实施自杀行为的处理

（1）保持冷静，将危机情况维持在自己的可控范围内，要有帮助来电者从危机中解救出来的信心。倾听并给予来电者情绪宣泄，表现出对来电者安全状况的关注，传达给对方想要提供帮助的愿望。

（2）立即询问来电者自杀的时间、地点、方式，是否有自杀工具，伤害的部位与程度，目前身体状况，等等。如果是服药，还需要询问药物的名称、剂量、剩余药品等信息。根据以上信息，评估来电者是否需要到医疗机构进行救治或拨打急救电话。同时，也可指导来电者进行自救，如催吐、包扎止血等。此外，高危来电需要多人协助，必要时转介给专家。

（3）获得来电者家人、朋友的姓名及联系电话，努力与他们取得联系，告知来电者的情况，以阻止来电者进一步伤害行为的发生。

（4）鼓励来电者在保证安全的前提下再次来电，与热线咨询员一起讨论引起自杀行为的原因，并寻求解决的方案。

（5）详细记录来电者的信息并随访。

3. 热线咨询员工作后的自我情绪缓解

热线咨询员在接到高危自杀来电时，难免会表现出紧张、害怕、受挫等，因此作为危机干预者要学会处理好自己情绪的方法，及时调整自己的工作状态并提升专业技能，必要时寻求专业督导。

二、哀伤来电的处理

(一)丧失的类型

丧失指结束或失去重要的关系、人、经历或某种功能(如身体功能)的心理事件。失去,但不一定是完全失去。常见的丧失有失去亲人、朋友、宠物、财物;失去肢体、健康;还有友谊的丧失、权利的丧失;等等。丧失可大致分为以下几种。

1. 主观性的丧失

主观性的丧失指客观上可能没有不好,但因为个人认知、观念、文化、国情等因素的影响而对来电者来说是很严重的一种丧失。如话没说好,别人觉得没什么,但来电者觉得丢脸了,觉得失去梦想、失去信任等。

2. 情感的丧失

情感的丧失指原来拥有的爱情、亲情、友情或其他亲密关系不复存在,如夫妻离异、父母与孩子分离、失恋等。丧失的不是物品,而是一种关系、一种情感的寄托,这样的丧失会导致来电者产生不确定感与不安定感。

3. 可能性的丧失

可能性的丧失指失去未来的可能。如没法进入喜欢的专业学习,失去找到好工作的机会,丢了面子可能给他人的印象就没那么好了,等等。所以,可能性的丧失对于当事人来说是一种非常大的丧失,因为当事人赋予其太大的可能性。

4. 身体的丧失

身体的丧失指失去身体的器官或组织。如地震中失去了肢体。

还有身体的隐形丧失,如失去听力、失去嗅觉、失去生育能力等。

5. 亲人、朋友等生命的丧失

亲人、朋友等生命的丧失对每个人的影响都非常大,有一去不复返的特点,并且没有办法挽回,往往给来电者带来极大的痛苦,这中间要经历哀伤的过程。因此,热线咨询员要做的就是指导来电者度过哀伤期,避免形成创伤。

(二)哀伤反应

丧失可能导致哀伤反应。哀伤,其意为人在面临失去所爱或所依附的对象时的状态和过程。

1. 感知觉方面

出现悲哀、愤怒、自责、焦虑、孤独感、疲倦、无助感、惊吓、苦苦思念等,甚至会出现解脱感、轻松、麻木这些看似不正常的感觉,实际上这些反应也是正常现象。

2. 认知方面

不相信已经发生的事实。如感觉逝者依然存在,常常觉得自己对逝者不够好,或者对不起逝者,或是没能阻止悲剧的发生,等等,认为都是因为自己不好才会被抛弃、被遗弃。

3. 行为方面

失眠、食欲下降、心不在焉、哭泣、坐立不安、萎靡不振、不愿意谈论、故地重游、睹目思人、珍藏遗物等。也有人在愤怒的情绪状态下,出现毁坏物品、攻击自己或他人的行为。

(三)哀伤的 5 个阶段

1. 否认

"这不会发生在我身上"即否认,是哀伤发生的第一反应。

表现为寻找丧失的人或物，或者依然留着那个人的座位，或者假装他们还住在那里，没有哭泣，没有接受甚至没有意识到失去。

2. 愤怒

"为什么是我？"想要反击或者报复。如果是面对死亡，可能会对死者感到愤怒，指责他们不应该抛弃自己。

3. 讨价还价

经常发生在失去之前。想与要离开的那一方交易，或者想要去与"神"讨价还价、改变失去的内容，乞讨、许愿、祈祷失去的东西能够复得。

4. 消沉

强烈的无助、沮丧、痛苦、自我怜悯。太过于哀伤以至于失去了梦想、磨灭了希望、对未来也没有规划和目标。

5. 接受

这是哀伤的最后一个阶段。意识到离开并不是他们的错，开始寻找安慰和疗愈。接受和妥协是不一样的，妥协是默默地忍受，而接受是即使现在不相信，但心里知道是真的，有了继续生活的目标和动力，变得坚强。

（四）哀伤来电的处理

1. 澄清事实，承认丧失

对那些有丧失但一直否认的来电者进行现实性检验，帮助其接纳丧失的事实，使其面对真实的丧失。

2. 宣泄哀伤，完成告别

来电者与热线咨询员建立良好的信任关系后，热线咨询员可以利用空椅子技术、角色扮演等方式给来电者提供诉说的机会，让来电者表达出他对丧失的爱与恨，可能会伴随强烈的情感体验,但这是接受分离的过程。倾诉后可以通过一系列的仪式活动,如追悼、写信、写回忆录、祈祷等方式完成对丧失的告别,这对于来电者有很强的心理修复功能,能协助来电者面对分离。

3.寻找情感平衡,探讨适应

经历丧失的人除了心理状态发生改变外,丧失所带来的一系列环境和社会的改变也是热线咨询员和来电者共同探讨的话题。当来电者不能接受这种改变而难以适应时,热线咨询员应帮助其寻找情感平衡,重新适应新的生活。

4.修复内外环境,重建自我

引导来电者正确看待问题,停止自责与怨恨,积极正面地看待自己。另外,可以通过亲友支持、团体活动等社会资源,以及有类似经历的人分享相关体验等途径,帮助来电者尽快从哀伤中走出来。

三、常见的困难来电的类型及处理

(一)沉默来电

1.表现及原因

来电者不说话,但可以隐约听到他的喘息声或抽泣声。可能的原因:来电者缺乏与热线咨询员沟通的勇气,来电者的焦虑,对热线咨询员的陌生与不信任,正在受到其他人的制止或威胁,试探求证,等等。

2.处理方法

无论哪种原因,热线咨询员都不用着急。可以尝试着向来电者问候后,保持短时间的沉默,然后说:"您好,电话已经接通了,我没有听到您的声音。"等待一会儿后,如果对方仍然沉默,可以说一些安慰和鼓励的话,"您有问题需要帮助但是又不知道从何说起,别着急,慢慢来。"如果对方仍然沉默,可以告知热线的目的及保密原则,"我们是××热线,我们的谈话内容是保密的,您可以放心"。如果来电者仍不说话,重复表达对来电者的关心并表示愿意提供帮助,"您发生什么事了? 看看我能不能帮助您"。热线咨询员可以等待 1 min 的时间,以取得来电者对热线咨询员的信任,但如果在这之后来电者依然沉默不语,那么热线咨询员可以结束通话,"可能您还需要时间想一想,我们的服务时间是……等您准备好了,可以再打电话过来。现在我要挂断电话了,再见"。

(二)骚扰电话

1. 表现及原因

编造各种理由欺骗或调戏热线咨询员,背景中有人在嘲笑来电者,有人提示来电者该怎么说,一边讨论严肃的问题一边笑,等等。可能的原因:无聊、取乐、不敢暴露真实的心理问题等。

2. 处理方法

接到这样的电话产生怀疑后,先保持平静的情绪,按正常来电对待,可以这样说:"您能告诉我今天打热线电话的原因吗?""您打这条热线是希望我能怎么帮您呢?"确认是骚扰电话后,注意自己的态度,避免指责和批评,再挂断。从管理上讲,对于骚扰电话可以记录或者用技术方式屏蔽,以减少其对热线服务的滥用。

(三)索要建议

1. 表现

来电者询问对某个问题具体、直接的建议,如"告诉我,我该怎么做"等。如果热线咨询员给予明确的意见或建议,将产生以下2种结果。

（1）对于一部分来电者,热线咨询员的建议确实是他没有想过的,他接受了建议,可能确实帮助了他,也可能使来电者将成功归功于热线咨询员,而不是他自己的行为。

（2）有些来电者不习惯为自己的行为负责,他们凡事问别人,如果热线咨询员的建议失败了,来电者可能会将责任归咎于热线咨询员。

2. 处理方法

对于类似的来电者,真正能帮助到他的不是解决某一个难题,而是鼓励他自己选择。在接到类似电话时可以这样做。

（1）尽量不要直接给建议。

（2）强调来电者的独特性。

【举例】

A."每个人的做法都是不同的,结果也可能不同,我们讨论一下,看看什么方法是最适合您的。"

B."人和人的差别很大,我的解决方式不一定适合您。"

C."有的人选择……也有的人选择……您能想想怎么做才是最适合您的吗?"

D. 可以用间接建议代替直接建议。

（四）无目的来电

1. 表现

来电者说不清自己来电的目的或是有什么需求,只是向热线咨询员提出许多问题,或是诉说自己的各种事情,内容分散,说很多无关紧要的细节。

2.处理方法

热线咨询员首先要提醒来电者关注面临的具体问题是什么,将通话限定在讨论一个问题上。如说"听起来您的生活中有很多问题,但是由于时间的关系,您看能不能选择一个最重要的问题来谈"等。来电者的话题可能会很分散,但通常内部是有联系的,可以试着寻找这样的联系并反馈给他,帮助其进一步了解自己的状态。

(五)不愿意挂断的来电

1.表现及原因

来电者不想让热线咨询员结束通话,甚至用自我伤害的行为相威胁。原因可能是寂寞、无聊、孤独、无人倾听、伤心或控制欲强、不希望由别人来决定结束时间等。

2.处理方法

明确来电者要求延长热线通话时间的理由,如果确实有必要延长,就再给来电者几分钟时间;如果没有明确的原因,则向来电者说明清楚并结束通话。接听过程中要保持足够的耐心与平静,果断结束的同时避免表现出冷漠与拒绝。

(六)反复来电

1.表现及原因

在2周或数周内频繁拨打热线,而且没有明显的危机,多次来电反复诉说同一种情况。可能的原因是感到孤独、无聊;用来电引起热线咨询员的不良情绪,特别是受挫感;确实遇到难以解决的问题;热线咨询员与来电者对于事情的感受不同,在热线咨询员看来无关紧要的事情对来电者来说却十分重要;来电者还没有准备好去解决自己的问题,或是没有准备好为了解决问题而去制订方案。

2. 处理方法

（1）避免对来电者的来电理由作出质问，如不要说"如果您不愿意做任何改变，为什么总是来电话？"等。

（2）忽视自己的挫败感，要知道热线咨询员不能解决所有问题。

（3）记录、寻求督导及讨论，了解来电者的需求并制订处理方案及对其进行相应的限制，必要时告知来电者。

（4）按照处理方案接听下一次来电。

（七）有特殊请求的来电

1. 表现及原因

来电者显示出对热线咨询员的挑战，要求派出专家接听热线。可能的原因是来电者不愿意与当前的热线咨询员谈话，认为热线咨询员的能力不如专家，或是来电者对热线咨询员的个人特质，如性别、年龄等有要求。

2. 处理方法

热线咨询员要保持开放的态度，对来电者的担忧表示理解，但要明确表示无法满足来电者的要求，如要求其他热线咨询员接听。向来电者解释当前的热线咨询员的职责和工作范畴，并尊重来电者的选择，如说"我们是不允许更换热线咨询员的，如果您想与我谈，我非常愿意帮助您，决定权在您"等。

（八）被问及个人信息的来电

1. 表现及原因

来电者回避谈论自己的问题，而是不断地询问热线咨询员的个人信息，如热线咨询员的年龄、学历、是否结婚等。可能的原因：对热线咨询员感到好奇、不知道如何谈自己的问题、想要了解更多信息以信任热线咨询员等。

2. 处理方法

不过多回答个人信息，除非确实有必要。让来电者关注自身的需求，如说"您有什么担心的吗？""请谈谈您的问题，是什么事情困扰着您呢？我很愿意帮助您。"部分来电者会问及热线咨询员的资历及专业培训情况，可以回答"我们所有热线咨询员都是接受过严格培训的专业热线咨询员"，要特别注意界限感，不与来电者作机构外的心理咨询，不与来电者建立热线以外的关系。

（九）辱骂性来电

1. 表现

直接对热线咨询员宣泄自己愤怒的情绪或是辱骂热线咨询员、用过激的语言来激怒热线咨询员、对热线咨询员的能力和技巧进行抱怨等，而不去关注自身为何产生这样的感受。

2. 处理方法

不要还以愤怒的语言，这样会强化来电者的愤怒感受，可以运用的方法有：运用沉默技巧；说出来电者的感受；告知来电的界限；运用开放性问题，如"是什么让您如此愤怒？""需要我怎么帮助您？"并在感觉通话不再有什么建设性意义时及时结束通话。

（十）性骚扰来电

1. 表现及原因

言谈缺乏情感，或谈话内容与其情感不协调；讲话犹豫不决，使用类似"难为情"等词语；询问热线咨询员的个人问题，或问热线咨询员是否很寂寞；接通电话保持长久的沉默或直接描述性行为和性器官；呼吸急促；等等。可能的原因：通过谈论性的问题，来电者从中获得精神或躯体上的刺激；让热线咨询员卷入来电者的性幻想中；等等。

2. **处理方法**

对于确实有性困扰的来电者要给予真诚的帮助，访谈的重点可以集中于来电者目前的问题和感受上，并且要实时评估来电者真实的来电意图。可以说："您说您有关于性方面的困惑，能说说具体情况吗？"婉转地解释热线的服务宗旨，让来电者为其谈话负责，或者将来电转介至其他合适的机构，如"这不是我们热线服务的范畴，我给您推荐其他机构"。相信自己的直觉，如果感觉很不好，那么就结束通话。一般情况下，按照以上方法处理就好，关键是保护好自己，认识到存在这样的来电并不是来访者针对自己，而是来电者自身存在一定的问题。在接听这样的来电后，热线咨询员可以与其他同事及时沟通，平稳自己的情绪，或是将案例上报及时接受督导，不要将不良情绪带到热线工作以外的工作、生活中。

五、其他特殊来电的处理

（一）向政府提供管理建议的来电

不论是来电者抱怨，还是来电者在充分了解了国家政策、地方法规、各地情况后能提供切实有效的举措，首先应考虑的是来电者有深层次的需求未被满足。尤其是抱怨国家、政府的人，可能是因为期望不合理、缺乏自信和行动力、情感表达不当而出现焦虑、恐惧等不良情绪。热线咨询员首先要肯定来电者忧国忧民、为国家前途和命运担忧的积极态度，为来电者提供倾诉的机会，耐心倾听，鼓励来电者说出自己的顾虑和担忧，从而舒缓其情绪。

对于反复抱怨的来电者应引导其看到人和事物积极阳光的一面，采用恰当的表达方式来倾诉。对于真正有合理建议的人，可以指导来电者通过合理、合法的途径向政府提出建议。如向所在地区的人大代表反映、向政府的网上意见箱投递建议等。

（二）给当前危机提供帮助的来电

在突发公共事件中，会有许多热心的群众打来电话，表示可以提供物资、医疗等方面的援助。在个人层面上，慈善捐助意愿的高低会受到人格特征的影响，善解人意的、友好的、愿意为了别人放弃自己利益的来电者，可能有更高的慈善捐助意愿。因此，对于愿意为当前危机提供帮助的来电者，热线咨询员首先要表示感谢，肯定来电者助人为乐的高尚行为；然后了解来电者可以提供什么样的援助，根据不同类型介绍可接受捐助的途径和方法，必要时提供政府权威部门的捐助电话或网络链接。但对于可行性、有效性不高的来电，应耐心解释劝说，鼓励来电者采用其他方式帮助他人。

第三章

睡眠障碍

第一节　睡眠障碍概述

睡眠对躯体、心理都有重要的调节作用。《国际睡眠障碍分类（第三版）》（the Second Version of the International Classification of Sleep Disorder, ICSD-3）指出，外在或内在因素导致的睡眠障碍达 90 余种，其中较常见的如失眠、睡眠呼吸暂停综合征在我国患病率都很高。一些少见的睡眠障碍如发作性睡病（narcolepsy）等也逐渐被人们认识。一门新兴的边缘交叉学科——睡眠医学已经形成并逐渐发展壮大。它是一门综合性很强的新型交叉医学学科，主要研究内容包含睡眠与觉醒，昼夜节律的生物学机制，各种类型睡眠障碍的病理生理机制及临床评估、诊断、预防与治疗。睡眠医学与精神病学、神经病学、呼吸学、心理学、耳鼻咽喉学、儿科学、老年医学、临床电生理学等学科存在密切的联系。临床上多种类型的睡眠障碍既可以是独立存在的原发性疾病（如失眠），也可以继发于某种精神疾病（如抑郁障碍）或躯体疾病（如胃食管反流），甚至是某些疾病本身的症状之一。有些类型的睡眠障碍［如阻塞性睡眠呼吸暂停（obstructive sleep apnea, OSA）］还可能成为躯体疾病（如高血压、心血管病）的病因或危险因素，甚至引起神经心理等精神疾病的发生、发展。

睡眠障碍是一个常见的问题，在精神障碍患者群体中尤其如此，对人群躯体及精神心理健康影响显著。长期以来，人们普遍认为睡眠障碍是精神障碍的症状之一，强调治疗精神障碍而忽视了共病的睡眠障碍。然而，大量研究表明睡眠障碍与某些精神障碍之间存在复杂的双向关系。失眠不是简单的精神障碍的临床症状，越来越多的证据表明它们之间存在共病的特点。精神障碍患者中睡眠障碍患病率常较普通人群更高，且某些睡眠障碍可能是精神障碍发病的危险因素。

本章主要介绍临床中常见的睡眠障碍的诊治，并进一步阐述睡眠障碍与精神心理疾病之间的关系，旨在为突发公共事件中的睡眠障碍提供心理援助依据。

第二节 睡眠生理

睡眠指一种自然的反复出现的生理状态，每日一定时间内各种有意识的主动行为消失，对外界环境刺激的反应减弱。

一、睡眠的分期

（一）睡眠的分期及特征波

根据脑电图的不同特征，睡眠分为非快速动眼睡眠（non rapid eye movements sleep，NREM sleep）和快速动眼睡眠（rapid eye movement sleep，REM sleep）。生理学上，一般习惯根据睡眠深度的不同，将人的睡眠分为觉醒（wakefulness）期（即 W 期）、NREM 睡眠 1 期、NREM 睡眠 2 期、NREM 睡眠 3 期、NREM 睡眠 4 期和 REM 睡眠期 5 个周期（图3-1）。其中，NREM 睡眠 1 期、

NREM 睡眠 2 期、NREM 睡眠 3 期、NREM 睡眠 4 期属于 NREM 睡眠。

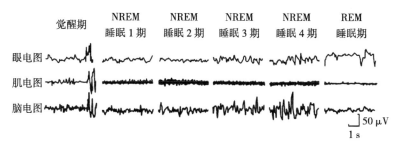

图 3-1　睡眠分期

NREM 睡眠 1 期：脑电图中 α 波波幅普遍降低，波形不整，连续性差，频率可稍慢，出现低幅 θ 波和 β 波，以 θ 波为主。此时，人对周围环境的注意力已丧失，处于意识不清醒的状态。

NREM 睡眠 2 期：在低波幅脑电波的基础上，出现"纺锤波"。此时，人全身肌张力降低，基本无眼球运动。

NREM 睡眠 3 期：开始出现中或高波幅 δ 波，δ 波所占比例在 50% 以下。此时，人的睡眠程度加深，不容易被唤醒。

NREM 睡眠 4 期：该期 δ 波的波幅进一步增加，δ 波所占比例超过 50%。此时，人肌张力低下，处于深度睡眠，难被唤醒。目前美国睡眠医学会（American Academy of Sleep Medicine, AASM）发布的新指南已将 NREM 睡眠中的 3 期与 4 期合称为第 3 期睡眠，不再对其进行进一步的划分。

REM 睡眠脑电活动的特征与觉醒期相似，呈现低波幅混合频率以及间断出现 θ 波，但 REM 睡眠时肌电活动明显下降甚至消失，呈姿势性肌张力弛缓状态，由此可以与觉醒期相区别。

(二)睡眠的结构

正常成人整夜睡眠中 NREM 睡眠和 REM 睡眠交替发生,交替 1 次称为 1 个睡眠周期。正常成人每夜通常有 4 ~ 6 个睡眠周期,每个睡眠周期 90 ~ 110 min。睡眠是从觉醒状态首先进入 NREM 睡眠,从 NREM 睡眠 1 期开始,然后进入 NREM 睡眠 2 期,接着进入 NREM 睡眠 3 ~ 4 期深睡眠,此期为几分钟至 1 h 不等。深睡眠结束后,睡眠又回到 NREM 睡眠 2 期或 1 期。然后,转入第一次 REM 睡眠,完成第一个睡眠周期。在后半夜深度 NREM 睡眠逐渐减少,REM 睡眠逐渐延长。

二、不同年龄的睡眠发育特征

人类睡眠结构与年龄密切相关,胎儿几乎一直处于睡眠状态,新生儿主要是高波幅混合频率电活动。1 岁后,其纺锤波和 α 波节律分化良好,可区分 NREM 睡眠的 4 期变化,从此正式使用 REM 睡眠和 NREM 睡眠的分期。3 ~ 5 岁,随着大脑皮质结构和功能的发育完善,NREM 睡眠的 3 期、4 期成为该年龄段主要的睡眠表现。从儿童期到青春期,慢波睡眠(slow wave sleep, SWS)和 REM 睡眠逐渐减少,NREM 睡眠 1 期和 2 期的比例逐渐增大。成人深睡眠保持在 15% ~ 20%。从中年起 δ 波开始减少,60 ~ 74 岁 NREM 睡眠 4 期睡眠减少,δ 波幅度降低;75 岁以后 NREM 睡眠 4 期睡眠基本消失,同龄的老年女性晚于老年男性。

三、睡眠的生理功能

目前多数观点认为，机体通过睡眠，可以保存能量、促进代谢产物排出、增强免疫功能、促进生长发育和促进记忆巩固。

1. 保存能量

SWS 期人体各种生命活动降到最低程度。

2. 促讲代谢产物排出

有研究发现，白天大脑内代谢产物不断积聚，睡眠时大脑可高效清除代谢产物，从而恢复脑活力。

3. 增强免疫功能

睡眠状态下免疫系统的生理功能变化通常用睡眠剥夺的方式来研究。经研究发现，正常的睡眠对于保障机体正常的免疫功能十分重要。

4. 促进生长发育

大量调查发现，40%～65% 的 REM 睡眠障碍患者会患上神经退行性疾病，提示 REM 睡眠与神经元的发育高度相关。

5. 促进记忆巩固

记忆过程包括获得（学习）、巩固、存贮和提取 4 个过程。睡眠是记忆长期巩固的必需条件之一。

四、睡眠产生的机制

一方面，许多神经解剖学和神经化学系统之间的相互作用，包括乙酰胆碱（acetyl choline，Ach）、多巴胺（dopamine，DA）、去甲肾上腺素（norepinephrine，NA）、血清色胺、组胺和下丘脑泌素（hypocretin），已被证明可以控制 W 期。另一方面，睡眠的开始是由位于下丘脑前部的睡眠促进神经元的活动控制的，这些神经元利用 γ-氨基丁酸（γ-aminobutyric acid, GABA）来抑制觉醒促进区域。此外，在 W 期和 SWS 期被抑制的脑干区域在 REM 睡眠时变得活跃。

1. 清醒状态下的神经解剖学机制

（1）基底前脑（basal forebrain）：与促进清醒相关的神经解剖学结构涉及中枢神经系统。

（2）下丘脑外侧区（lateral hypothalamic region）：在激活唤醒诱导系统方面具有积极作用。

（3）结节乳头核（tuberomammillary nucleus）：其组胺能神经元在促进警觉性方面有积极的作用。

（4）脑干（brain stem）：该通路起源于去甲肾上腺素能核、蓝斑（locus ceruleus）、5-羟色胺能背侧和中缝中核，这些细胞在 W 期活跃，在 SWS 期和 REM 睡眠期不活跃。

最后，调节 W 期的另一个元素是脑桥被盖，它也包含乙酰胆碱神经元，在 W 期，脑桥背侧神经元放电率较高，在 SWS 期活动降低，通过 REM 睡眠再次增加活动。

2. 清醒状态下的神经化学机制

（1）谷氨酸（glutamic acid, Glu）：弥漫性丘脑皮层投射的神经元通过谷氨酸投射到大脑皮层，刺激皮层激活。

（2）去甲肾上腺素：其激活了其他觉醒促进系统，并抑制了那些参与睡眠调节的系统。

（3）中脑多巴胺：其被放置在黑质（substantia nigra）和腹侧被盖区（ventral tegmental area, VTA），这对唤醒很重要。

（4）5-羟色胺（5-hydroxy tryptamine, 5-HT）：多项研究表

明，与自然睡眠时相比，5-HT 水平在自然清醒时或长时间清醒时有所提高。

（5）乙酰胆碱：基底前脑中含有的乙酰胆碱神经元与皮层激活有关。分子研究已经描述了乙酰胆碱在睡眠 - 觉醒调节中的作用。

（6）组胺：其唤醒诱导特性涉及通过 H_1 和 H_2 受体激活唤醒系统的几个元素。

（7）下丘脑泌素：已经确定和人类嗜睡症有关。

（8）神经肽 S：它将广泛的输入从脑干网状结构传递到皮质区域，因此在唤醒的调节中起重要作用。

3. **睡眠的神经解剖学机制**

（1）视交叉上核（suprachiasmatic nucleus）：在睡眠 - 觉醒周期中发挥着重要的作用。

（2）基底前脑：与睡眠促进相关的 γ-氨基丁酸主要分布在此区域。

（3）外侧视前核和正中视前核：睡眠的一个关键元素相关的清醒抑制位于视前核的外侧和正中的神经。外侧视前核代表了一个"产生睡眠"的中心，它反对下丘脑后部的唤醒作用。

（4）脑干：许多研究表明，胆碱能神经元在 W 期和 REM 睡眠的调节中起着关键作用。

4. **睡眠的神经化学机制**

（1）γ-氨基丁酸：是大脑中主要的抑制性神经递质，其 A 型受体（GABAA 受体）的活性被认为是 SWS 的增强子。

（2）乙酰胆碱：在 REM 睡眠调节中起积极作用。人们普遍认为 REM 睡眠是由特定的胆碱能核的活动产生的。

第三节　睡眠障碍常用的
诊断及评估方法

随着现代医学对睡眠障碍的认识逐渐提高，睡眠监测技术得到越来越广泛的应用。本节主要阐述睡眠障碍的客观评估技术及主观评估量表。

一、多导睡眠监测技术

（一）多导睡眠监测

多导睡眠监测（polysomnography, PSG）是持续同步记录睡眠中的生物电变化和生理活动，进行睡眠医学研究和睡眠障碍诊断的技术。其是分析睡眠结构，评估及诊断睡眠障碍的常用客观检查。多导睡眠监测采集和记录的参数包括脑电图、眼动电图、肌电图、心电图、口鼻呼吸气流、鼾声、呼吸运动、脉搏血氧饱和度、体位等十几个参数。这些参数以曲线、数字、图像以及视音频等形式显示，并形成可判读分析的信息数据，即多导睡眠图（polpsomnogyam）。

（二）多导睡眠监测设备

美国睡眠医学会将多导睡眠监测设备分为4级（表3-1）。

表 3-1　多导睡眠监测设备 4 级分类标准

参数	I	II	III	IV
脑电图（EEG）	+	+	−	−
眼电图（EOG）	+	+	−	−
心电图（ECG）	+	+	+	−
肌电图（EMG）	+	+	−	−
口鼻呼吸气流	+	+	+	−
鼾声	+	+	+	−
呼吸运动	+	+	+	−
脉搏血氧饱和度	+	+	+	+
体位	+	+	+	−
技术员的监控	+	−	−	−

（三）多导睡眠监测及报告

多导睡眠图的报告应包括基本内容和核心数据（表 3-2），一般分为 2 个部分：第一部分为简易的一览表式报告，汇总临床诊疗所需要的最基本信息；第二部分为各种睡眠事件参数的详细分析报告。

表 3-2　多导睡眠监测报告包含的内容

睡眠资料	睡眠呼吸资料
卧床时间（TIB）	呼吸暂停低通气指数（AHI）
总睡眠间期时间（SPT）	阻塞性呼吸暂停指数（OAI）
总睡眠时间（TST）	混合性呼吸暂停指数（MAI）
睡眠效率（SE）	中枢性呼吸暂停指数（CAI）
睡眠潜伏期（SL）	呼吸努力相关性微觉醒（RERA index）

续表

睡眠资料	睡眠呼吸资料
REM 睡眠潜伏期（REM sleep latency）	平卧位、侧卧位和仰卧位时上述各种呼吸事件指数
入睡后觉醒次数及入睡后觉醒时间（WASO）	REM 睡眠和 NREM 睡眠上述各种呼吸事件指数
WASO 占 TIB 的百分比	最长呼吸暂停持续时间
各期睡眠总持续时间	最长低通气持续时间
各期睡眠总持续时间占 TST 的百分比	脉搏血氧饱和度下降指数（ODI）
各期睡眠总持续时间占 SPT 的百分比	最低脉搏血氧饱和度值
微觉醒指数	

二、移动式睡眠记录方法

（一）便携式睡眠监测仪

便携式睡眠监测仪（portable sleeping monitoring device，PSMD）是简化生物电极来诊断睡眠障碍的方法，更容易被患者接受。随着技术的日益成熟，正逐渐成为诊断阻塞性睡眠呼吸暂停的可行方法。

（二）体动记录仪

体动记录仪（actigraphy）能够在不影响日常生活的情况下进行连续的睡眠记录。它作为一种推荐的辅助检查手段已被正式列入很多睡眠障碍的诊断方法。

（三）多次睡眠潜伏期试验

多次睡眠潜伏期试验（multiple sleep latency test，MSLT）为

评价日间思睡的客观性方法,是根据发作性睡病白天思睡和REM睡眠提前的特征所进行的客观试验方法。其有助于发作性睡病、原发性嗜睡症、阻塞性睡眠呼吸暂停的诊断和鉴别诊断。

三、常用的睡眠评估量表

睡眠评估量表是临床医生对失眠患者睡眠问题进行的主观评定,评估内容包括患者失眠的临床表现、严重程度以及患者对失眠的认知、患者的个性特点及情绪问题等,对于睡眠障碍的诊断和鉴别诊断具有重要价值。其中,失眠障碍相关量表主要包括睡眠日记、失眠严重程度指数量表(insomnia severity index, ISI)、匹兹堡睡眠质量指数量表(Pittsburgh sleep quality index, PSQI)、健康问卷抑郁量表(patient health questionnaire-9, PHQ-9)、广泛性焦虑障碍量表(7-tiem general anxiety disorder, GAD-7)、焦虑自评量表(self-rating anxiety scale, SAS)、抑郁自评量表(self-rating depression scale, SDS)、艾森克人格问卷(Eysenck personality questionnaire, EPQ)、状态–特质焦虑问卷(state-trait anxiety inventory, STAI)、清晨型–夜晚型量表(morningness-eveningness questionnaire, MEQ)。

下面主要介绍在新型冠状病毒肺炎[①]疫情背景下常用的睡眠

[①] 2022 年 12 月国家卫生健康委公告 2022 年第 7 号将"新型冠状病毒肺炎"更名为"新型冠状病毒感染"。经国务院批准,自 2023 年 1 月 8 日起,解除对新型冠状病毒感染采取的《中华人民共和国传染病防治法》规定的甲类传染病预防、控制措施;新型冠状病毒感染不再纳入《中华人民共和国国境卫生检疫法》规定的检疫传染病管理。

评估量表。

(一)睡眠日记

睡眠日记(表3-3)是反映患者睡眠紊乱主观感受的最好指标。睡眠日记比较直观、容易使用,而且允许对目标行为进行反复准确地抽样记录,从长远角度看,可以增加测量的可靠性。其记录内容包括日常入睡时间及起床时间,是否服用酒精和咖啡因,是否使用催眠药(hypnotic),疲劳程度和思睡的情况,等等。这些数据可反映患者未提及的睡眠行为模式和睡眠行为的变化。但由于其反映的指标很难与患者的自我感觉完全相同,所以它不是反映客观睡眠质量的指标。不过,睡眠日记可以在失眠患者的认知行为疗法中帮助医生更好地评估患者的睡眠习惯及睡眠效率,判断治疗效果。

表3-3 睡眠日记范本

睡眠日记

姓名:_____ 性别:_____ 年龄:_____

婚姻状况:_____ 职业:_____ 文化程度:_____

家族史:_____ 既往史:_____

运动习惯:_____ 运动频率:_____

联系电话:_____

每天醒来后请你首先填写下表,我们知道很难准确地估计入睡时间,你只需填写最接近的就好。

醒后马上填写:

记录项目	第1天	第2天	第3天	第4天	第5天	第6天	第7天
睡觉时间							
起床时间							

续表

记录项目	第1天	第2天	第3天	第4天	第5天	第6天	第7天
睡觉潜伏期 / min							
醒来次数 / 次							
入睡后觉醒时间 / min							
总离床时间 / min							
总睡眠时间 / min							

在上床前填写，描述你今天的感受：

描述项目	第1天	第2天	第3天	第4天	第5天	第6天	第7天
疲劳（0~5分）							
压力（0~5分）							
警觉（0~5分）							
集中（0~5分）							
情绪（0~5分）							
运动时间 / min							
今天在户外的时间 / min							
饮酒（有或无）							
今天处方药（有或无）							

续表

描述项目	第1天	第2天	第3天	第4天	第5天	第6天	第7天
今天非处方药 （有或无）							
今天疼痛 （0~5分）							
健康 （0~5分）							
今天月经 （有或无）							
痛经 （0~5分）							

（二）失眠严重程度指数量表（ISI）

ISI（表3-4）用于评估失眠严重程度及治疗效果等，主要评估最近2周的睡眠情况。ISI包含7个条目，分为5个等级，总分为0~28分。评定标准：0~7分为无临床意义的失眠，8~14分为亚临床失眠，15~21分为临床失眠（中度），22~28分为临床失眠（重度）。

表3-4　ISI

序号	条目	选择	得分
1	描述你当前（或最近2周）入睡困难的严重程度	□0分 无；□1分 轻度； □2分 中度；□3分 重度； □4分 极重度	
2	描述你当前（或最近2周）维持睡眠所产生困难的严重程度	□0分 无；□1分 轻度； □2分 中度；□3分 重度； □4分 极重度	

续表

序号	条目	选择	得分
3	描述你当前(或最近2周)早醒的严重程度	□0分 无;□1分 轻度;□2分 中度;□3分 重度;□4分 极重度	
4	你对当前睡眠模式的满意度	□0分 很满意;□1分 满意;□2分 一般;□3分 不满意;□4分 很不满意	
5	你认为你的睡眠问题在多大程度上干扰了日间功能?(如导致日间疲劳,影响处理工作和日常事务的能力、注意力、记忆力、情绪等)	□0分没有;□1分 轻微;□2分 有些;□3分 较大;□4分 很大	
6	与其他人相比,你的失眠问题对生活质量有多大程度的影响或损害?	□0分没有;□1分 一点;□2分 有些;□3分 较大;□4分 很大	
7	你对自己当前的睡眠问题有多大程度的焦虑和痛苦?	□0分 没有;□1分 一点;□2分 有些;□3分 较大;□4分 很大	

(三)匹兹堡睡眠质量指数量表(PSQI)

PSQI(表3-5)是经过验证和使用较为广泛的睡眠障碍评估量表之一,广泛用于精神疾病、躯体疾病伴发的睡眠障碍、原发性失眠等,主要用来评估器质性或非器质性睡眠障碍患者最近1个月的睡眠质量。由10个自我评定问题构成0~3分的7个因子,分别为主观睡眠质量、睡眠潜伏期、睡眠持续性、睡眠效率、睡眠紊乱、使用药物、日间功能障碍,总分为0~21分。评定标准:总分≥8分提示存在睡眠质量差的情况。总分越高,睡眠质量越差。此表已在国内进行信度和效度检验,适合国内患者应用。

表 3-5　PSQI

匹兹堡睡眠质量指数量表

姓名:＿＿＿＿＿　年龄:＿＿＿＿＿　性别:＿＿＿＿＿　文化程度:＿＿＿＿＿

职业:＿＿＿＿＿　填表日期:＿＿＿＿　编号:＿＿＿＿＿

指导语:下面一些问题是关于您最近1个月的睡眠状况,这仅仅与您的睡眠习惯有关。请选择或填写最符合您近1个月白天和晚上实际情况的选项,并尽可能地做精确回答。其中划有横杠的部分是需要自己填写的。

1. 在最近1个月中,您晚上上床睡觉通常是＿＿＿＿点钟。

2. 在最近2个月中,您每晚通常要多长时间才能入睡(从上床到入睡):＿＿＿＿分钟。

3. 在最近1个月中,您每天早上通常＿＿＿＿点钟起床。

4. 在最近1个月中,您每晚实际睡眠的时间为＿＿＿＿小时(注意不等同于卧床时间,可以有小数)。

从下列问题中选择一个最符合您的情况的选项作为答案,并划"√"。

5. 在最近1个月中,您是否因下列情况影响睡眠而烦恼,并描述其程度:

A. 不能在30分钟内入睡:

(1)过去1个月没有;　　　　　　　(3)每周平均有1个或2个晚上;

(2)每周平均不足1个晚上;　　　　(4)每周平均有3个或更多晚上。

B. 在晚上睡眠过程中醒来或早醒(凌晨醒后不容易再入睡):

(1)过去1个月没有;　　　　　　　(3)每周平均有1个或2个晚上;

(2)每周平均不足1个晚上;　　　　(4)每周平均有3个或更多晚上。

C. 晚上起床上洗手间:

(1)过去1个月没有;　　　　　　　(3)每周平均有1个或2个晚上;

(2)每周平均不足1个晚上;　　　　(4)每周平均有3个或更多晚上。

D. 晚上睡觉时出现不舒服的呼吸:

(1)过去1个月没有;　　　　　　　(3)每周平均有1个或2个晚上;

(2)每周平均不足1个晚上;　　　　(4)每周平均有3个或更多晚上。

E. 晚上睡觉出现大声咳嗽或鼾声:

(1)过去1个月没有;　　　　　　　(3)每周平均有1个或2个晚上;

(2)每周平均不足1个晚上;　　　　(4)每周平均有3个或更多晚上。

F. 晚上睡觉感到寒冷:

(1)过去1个月没有;　　　　　　　(3)每周平均有1个或2个晚上;

(2)每周平均不足1个晚上;　　　　(4)每周平均有3个或更多晚上。

G. 晚上睡觉感到太热:

(1)过去1个月没有;　　　　　　　(3)每周平均有1个或2个晚上;

(2)每周平均不足1个晚上;　　　　(4)每周平均有3个或更多晚上。

H. 晚上睡觉做噩梦:

(1)过去1个月没有;　　　　　　　(3)每周平均有1个或2个晚上;

(2)每周平均不足1个晚上;　　　　(4)每周平均有3个或更多晚上。

续表

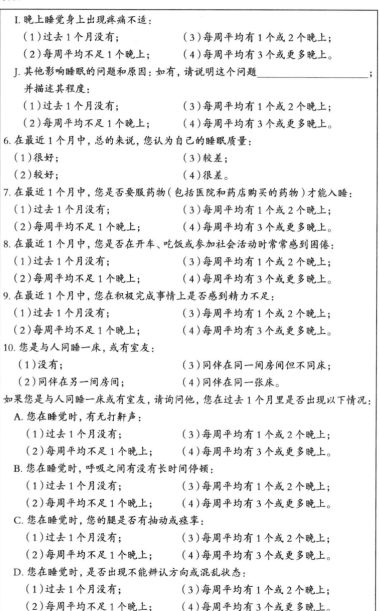

I. 晚上睡觉身上出现疼痛不适：

（1）过去1个月没有；　　　　（3）每周平均有1个或2个晚上；

（2）每周平均不足1个晚上；　　（4）每周平均有3个或更多晚上。

J. 其他影响睡眠的问题和原因：如有，请说明这个问题＿＿＿＿＿＿；

并描述其程度：

（1）过去1个月没有；　　　　（3）每周平均有1个或2个晚上；

（2）每周平均不足1个晚上；　　（4）每周平均有3个或更多晚上。

6. 在最近1个月中，总的来说，您认为自己的睡眠质量：

（1）很好；　　　　　　　　　（3）较差；

（2）较好；　　　　　　　　　（4）很差。

7. 在最近1个月中，您是否要服药物（包括医院和药店购买的药物）才能入睡：

（1）过去1个月没有；　　　　（3）每周平均有1个或2个晚上；

（2）每周平均不足1个晚上；　　（4）每周平均有3个或更多晚上。

8. 在最近1个月中，您是否在开车、吃饭或参加社会活动时常常感到困倦：

（1）过去1个月没有；　　　　（3）每周平均有1个或2个晚上；

（2）每周平均不足1个晚上；　　（4）每周平均有3个或更多晚上。

9. 在最近1个月中，您在积极完成事情上是否感到精力不足：

（1）过去1个月没有；　　　　（3）每周平均有1个或2个晚上；

（2）每周平均不足1个晚上；　　（4）每周平均有3个或更多晚上。

10. 您是与人同睡一床，或有室友：

（1）没有；　　　　　　　　　（3）同伴在同一间房间但不同床；

（2）同伴在另一间房间；　　　（4）同伴在同一张床。

如果您是与人同睡一床或室友，请询问他，您在过去1个月里是否出现以下情况：

A. 您在睡觉时，有无打鼾声：

（1）过去1个月没有；　　　　（3）每周平均有1个或2个晚上；

（2）每周平均不足1个晚上；　　（4）每周平均有3个或多晚上。

B. 您在睡觉时，呼吸之间有没有长时间停顿：

（1）过去1个月没有；　　　　（3）每周平均有1个或2个晚上；

（2）每周平均不足1个晚上；　　（4）每周平均有3个或更多晚上。

C. 您在睡觉时，您的腿是否有抽动或痉挛：

（1）过去1个月没有；　　　　（3）每周平均有1个或2个晚上；

（2）每周平均不足1个晚上；　　（4）每周平均有3个或更多晚上。

D. 您在睡觉时，是否出现不能辨认方向或混乱状态：

（1）过去1个月没有；　　　　（3）每周平均有1个或2个晚上；

（2）每周平均不足1个晚上；　　（4）每周平均有3个或更多晚上。

续表

> E. 您在睡觉时，是否有其他睡觉不安宁的情况，如果有，请描述这个问题：_____
> _____；并描述程度：
> （1）过去1个月没有；　　　（3）每周平均有1个或2个晚上；
> （2）每周平均不足1个晚上；　（4）每周平均有3个或更多晚上。
> 您认为您目前的作息制度是否适合您：□ 是；□ 不是。
> 　如果不是，您有对自己的建议或想法吗？_____
> 最后，谢谢您抽出时间填写这个表格。

（四）健康问卷抑郁量表（PHQ-9）、广泛性焦虑障碍量表（GAD-7）

PHQ-9（表3-6）是一个简便、有效的抑郁障碍筛查自评量表，在抑郁障碍的诊断辅助和症状严重程度评估方面具有良好的信度和效度，能帮助临床医生快捷地了解患者近2周的抑郁情绪的严重程度。

表3-6　PHQ-9

序号	条目	选择	得分
1	做事时提不起劲或没有兴趣	□0分 完全没有；□1分 有过几天；□2分 超过一半天数；□3分 几乎每天	
2	感到心情低落、沮丧或绝望	□0分 完全没有；□1分 有过几天；□2分 超过一半天数；□3分 几乎每天	
3	入睡困难、睡不安稳或睡眠过多	□0分 完全没有；□1分 有过几天；□2分 超过一半天数；□3分 几乎每天	
4	感觉疲倦或没有活力	□0分 完全没有；□1分 有过几天；□2分 超过一半天数；□3分 几乎每天	
5	食欲不振或吃太多	□0分 完全没有；□1分 有过几天；□2分 超过一半天数；□3分 几乎每天	

续表

序号	条目	选择	得分
6	对自己感到不满（感觉自己是个失败者），或感觉让自己或家人失望	□0分 完全没有；□1分 有过几天；□2分 超过一半天数；□3分 几乎每天	
7	无法集中注意力，比如在读报或看电视时	□0分 完全没有；□1分 有过几天；□2分 超过一半天数；□3分 几乎每天	
8	行动或说话缓慢，以至于引起旁人注意。或刚好相反，比平日烦躁或坐立不安	□0分 完全没有；□1分 有过几天；□2分 超过一半天数；□3分 几乎每天	
9	认为死亡或以某种途径伤害自己是解决方式	□0分 完全没有；□1分 有过几天；□2分 超过一半天数；□3分 几乎每天	

GAD-7（表3-7）由7个条目组成，反映的是患者的焦虑症状，可用于焦虑障碍筛查，也可用于焦虑症状严重程度的评估。这2个量表在综合性医院得到了广泛的应用。

表3-7　GAD-7

序号	条目	选择	得分
1	感觉紧张、焦虑或急切	□0分 完全没有；□1分 有过几天；□2分 超过1周；□3分 几乎每天	
2	不能停止或控制担忧	□0分 完全没有；□1分 有过几天；□2分 超过1周；□3分 几乎每天	
3	对各种各样的事情担忧过多	□0分 完全没有；□1分 有过几天；□2分 超过1周；□3分 几乎每天	
4	很难放松下来	□0分 完全没有；□1分 有过几天；□2分 超过1周；□3分 几乎每天	
5	由于不安而无法静坐	□0分 完全没有；□1分 有过几天；□2分 超过1周；□3分 几乎每天	
6	变得容易烦恼或急躁	□0分 完全没有；□1分 有过几天；□2分 超过1周；□3分 几乎每天	
7	因感到将有可怕的事情发生而害怕	□0分 完全没有；□1分 有过几天；□2分 超过1周；□3分 几乎每天	

（五）焦虑自评量表（SAS）和抑郁自评量表（SDS）

SAS（表3-8）是一个含有20个项目的焦虑自评量表，能够比较准确地反映有焦虑倾向的失眠患者的主观感受，可以反映患者的焦虑程度。标准总分为50分，正常上限的总分为40分。

表3-8　SAS

序号	项目	选择	得分
1	我比平常容易紧张和着急	□1分 没有或很少时间有；□2分 有时有；□3分 大部分时间有；□4分 绝大部分或全部时间都有	
2	我无缘无故地感到害怕	□1分 没有或很少时间有；□2分 有时有；□3分 大部分时间有；□4分 绝大部分或全部时间都有	
3	我容易心里烦乱或觉得惊恐	□1分 没有或很少时间有；□2分 有时有；□3分 大部分时间有；□4分 绝大部分或全部时间都有	
4	我可能将要发疯	□1分 没有或很少时间有；□2分 有时有；□3分 大部分时间有；□4分 绝大部分或全部时间都有	
5*	我觉得一切都很好，也不会发生什么不幸	□4分 没有或很少时间有；□3分 有时有；□2分 大部分时间有；□1分 绝大部分或全部时间都有	
6	我手脚发抖打颤	□1分 没有或很少时间有；□2分 有时有；□3分 大部分时间有；□4分 绝大部分或全部时间都有	
7	我因为头痛、头颈痛和背痛而苦恼	□1分 没有或很少时间有；□2分 有时有；□3分 大部分时间有；□4分 绝大部分或全部时间都有	
8	我感觉容易衰弱和疲乏	□1分 没有或很少时间有；□2分 有时有；□3分 大部分时间有；□4分 绝大部分或全部时间都有	

续表

序号	项目	选择	得分
9*	我觉得心平气和，并且容易安静地坐着	☐4分 没有或很少时间有；☐3分 有时有；☐2分 大部分时间有；☐1分 绝大部分或全部时间都有	
10	我觉得心跳得很快	☐1分 没有或很少时间有；☐2分 有时有；☐3分 大部分时间有；☐4分 绝大部分或全部时间都有	
11	我因为一阵阵头晕而苦恼	☐1分 没有或很少时间有；☐2分 有时有；☐3分 大部分时间有；☐4分 绝大部分或全部时间都有	
12	我有晕倒发作，或觉得要晕倒似的	☐1分 没有或很少时间有；☐2分 有时有；☐3分 大部分时间有；☐4分 绝大部分或全部时间都有	
13*	我吸气、呼气都感到很容易	☐4分 没有或很少时间有；☐3分 有时有；☐2分 大部分时间有；☐1分 绝大部分或全部时间都有	
14	我的手脚麻木和刺痛	☐1分 没有或很少时间有；☐2分 有时有；☐3分 大部分时间有；☐4分 绝大部分或全部时间都有	
15	我因为胃痛和消化不良而苦恼	☐1分 没有或很少时间有；☐2分 有时有；☐3分 大部分时间有；☐4分 绝大部分或全部时间都有	
16	我常常要小便	☐1分 没有或很少时间有；☐2分 有时有；☐3分 大部分时间有；☐4分 绝大部分或全部时间都有	
17*	我的手是干燥温暖的	☐4分 没有或很少时间有；☐3分 有时有；☐2分 大部分时间有；☐1分 绝大部分或全部时间都有	
18	我脸红发热	☐1分 没有或很少时间有；☐2分 有时有；☐3分 大部分时间有；☐4分 绝大部分或全部时间都有	

续表

序号	项目	选择	得分
19*	我容易入睡,并且一夜睡得很好	□4分 没有或很少时间有;□3分 有时有;□2分 大部分时间有;□1分 绝大部分或全部时间都有	
20	我做噩梦	□1分 没有或很少时间有;□2分 有时有;□3分 大部分时间有;□4分 绝大部分或全部时间都有	

*为正性词陈述的条目。

SDS(表3-9)是一个含有20个项目的抑郁自评量表,能够有效地反映抑郁状态的失眠患者有关抑郁症状及其严重程度和变化,是临床初步筛选的工具。标准总分为50分,正常上限的总分为40分。

表3-9 SDS

序号	项目	选择	得分
1	我感到沮丧	□1分 偶尔;□2分 有时;□3分 经常;□4分 持续	
2*	我感到早晨心情最好	□4分 偶尔;□3分 有时;□2分 经常;□1分 持续	
3	我要哭或想哭	□1分 偶尔;□2分 有时;□3分 经常;□4分 持续	
4	我夜间睡眠不好	□1分 偶尔;□2分 有时;□3分 经常;□4分 持续	
5*	我吃饭像平时一样	□4分 偶尔;□3分 有时;□2分 经常;□1分 持续	
6*	我的性功能正常	□4分 偶尔;□3分 有时;□2分 经常;□1分 持续	
7	我感到体重减轻	□1分 偶尔;□2分 有时;□3分 经常;□4分 持续	

续表

序号	项目	选择	得分
8	我为便秘感到烦恼	□1分 偶尔;□2分 有时;□3分 经常;□4分 持续	
9	我的心跳比平时快	□1分 偶尔;□2分 有时;□3分 经常;□4分 持续	
10	我无故感到疲劳	□1分 偶尔;□2分 有时;□3分 经常;□4分 持续	
11*	我的头脑像往常一样清楚	□4分 偶尔;□3分 有时;□2分 经常;□1分 持续	
12*	我做事情像平时一样没有感到困难	□4分 偶尔;□3分 有时;□2分 经常;□1分 持续	
13	我坐立不安,难以保持平衡	□1分 偶尔;□2分 有时;□3分 经常;□4分 持续	
14*	我对未来感到有希望	□4分 偶尔;□3分 有时;□2分 经常;□1分 持续	
15	我比平时更容易被激怒	□1分 偶尔;□2分 有时;□3分 经常;□4分 持续	
16*	我觉得决定什么事很容易	□4分 偶尔;□3分 有时;□2分 经常;□1分 持续	
17*	我感到自己是有用的和不可缺少的人	□4分 偶尔;□3分 有时;□2分 经常;□1分 持续	
18*	我的生活很有意义	□4分 偶尔;□3分 有时;□2分 经常;□1分 持续	
19	假若我死了别人会过得更好	□1分 偶尔;□2分 有时;□3分 经常;□4分 持续	
20*	我仍旧喜爱自己平时喜爱的东西	□4分 偶尔;□3分 有时;□2分 经常;□1分 持续	

*为反序计分。

第四节　失眠

一、概述

失眠是最常见的睡眠障碍，在普通人群中发病率为4%~48%。在符合失眠诊断的患者中，31%~75%为慢性失眠患者，其中2/3以上的患者病程 >1 年。流行病学调查显示，10%~30%的人群遭受失眠的影响。有文献报道，失眠严重损害患者的身心健康，影响患者的生活质量，甚至会诱发交通事故等意外，危及个人及公共安全。据报道，失眠人群约占全球总人口的1/3，18岁以上人群失眠的总患病率为14.5%，而男、女患病率分别为10.3%和18.1%，而且随年龄增大患病率升高，到65岁及以上年龄时患病率高达23.3%。

（一）病理机制和假说

1. 过度觉醒假说

目前，被广泛接受的失眠病理机制的观点是：失眠是一种过度觉醒的障碍。这种过度觉醒在不同水平得到体现，包括躯体水平、情感水平、认知水平及皮层水平。此外，这种过度觉醒不仅仅是夜间睡眠的缺失，并且是横跨24 h的个体高觉醒状态。比如，失眠患者表现出更快的睡眠及清醒时的脑电频率、白天多次小睡潜伏期延长、24 h代谢率增加、自主神经功能活动增加、下丘脑 – 垂体 – 肾上腺轴（hypothalamic-pituitary-adrenal axis, HPA）

过度活跃及炎症因子释放增加等。睡眠－觉醒节律的失调影响到体内的生物钟而导致失眠。

2. "3P" 模型（3-P Model）

"3P 模型"是目前解释慢性失眠发生、发展的理论基础。这一理论模型在失眠的发生、发展过程中起重要作用。3 个 P 分别指 "predisposing"（易感因素）、"precipitating"（诱发因素）和 "perpetuating"（维持因素）。

（1）易感因素：是在失眠发病前就已经存在的因素，如年龄、性别、遗传及性格特征等因素。它包括生物学因素（如基础代谢率升高、高反应性情绪、睡眠与觉醒相关性神经递质改变）和心理因素（易紧张或过度沉默的倾向），这些因素使得个体对于失眠具有更高的遗传易感性，具有发生过度兴奋的生物学倾向。

（2）诱发因素：包括生活事件及应激等因素，可引起失眠的急性发生。

（3）维持因素：是使得失眠持续存在的某些行为和信念，如白天过多的小睡，摄入过多的浓茶或咖啡，或者产生影响睡眠的负性思维等。

诱发因素随时间推移对个体的影响逐渐减弱，而维持因素是个体失眠持续存在的主要因素。当失眠持续时，躯体和大脑皮层可逐渐产生过度觉醒现象，这种现象会强化慢性失眠。由于 HPA、交感神经系统的过度激活，患者心率增快，心率变异性和基础代谢率增加，形成生理性过度觉醒。在脑部表现为脑代谢和脑电图功率谱增加，即皮质性过度觉醒。而情绪性和认知性过度觉醒会使患者选择性注意睡眠相关性线索、有意识性入睡和睡眠努力增加。长期失眠本身也可成为慢性应激源，强化

HPA 和交感神经系统的过度激活，导致过度觉醒和失眠的恶性循环。

（二）临床评估

1. 病史采集

临床医生需要仔细询问病史，采集以下内容：

（1）睡眠状况的具体内容，如失眠的表现形式、睡前状况（如傍晚到卧床入睡前的行为模式、心理活动、情绪状态以及睡眠环境）、睡眠 - 觉醒节律问题、与睡眠相关的症状以及失眠对日间功能（觉醒和警觉状态、情绪状态、精神痛苦程度、注意力及记忆力等认知功能、日常生活及工作状态的变化）的影响等。

（2）排查是否存在其他类型的躯体疾病，通过系统回顾明确是否存在神经系统、心血管系统、呼吸系统、消化系统和内分泌系统等疾病，以及应激事件、生活情况和工作情况。

（3）是否有其他睡眠障碍、精神障碍疾病（通过问诊明确患者是否存在心境障碍、焦虑障碍、记忆障碍以及其他精神障碍）及治疗情况。

（4）回顾药物或物质应用史，特别是抗抑郁药、中枢兴奋药（central nervous system stimulants）、镇痛药、镇静药、茶碱类药、类固醇以及酒精等精神活性物质滥用史。

（5）女性妊娠、月经、哺乳和围绝经期等躯体状态。

（6）精神心理状态评估，可以通过自评量表、症状筛查量表、精神筛查测试、家庭睡眠记录（如睡眠日记）以及家庭成员陈述等多种手段收集。

2. 体格检查

了解患者身体状况和精神状态,包括常规体格检查、神经系统检查和精神心理状态的访谈检查。

3. 睡眠辅助检查

(1)睡眠的主观评估:包括自评(如自评量表、睡眠日记等)和他评。除了睡眠日记,常用的睡眠的主观评估量表还有:①匹兹堡睡眠质量指数量表(PSQI);②失眠严重程度指数量表(ISI);③生活质量综合评定问卷(generic quality of life inventory 74, GQLI-74);④Epworth 睡眠量表(the Epworth sleep scale, ESS);⑤健康问卷抑郁量表(PHQ-9)、广泛性焦虑障碍量表(GAD-7)、焦虑自评量表(SAS)、抑郁自评量表(SDS)、状态－特质焦虑问卷(STAI)、汉密尔顿抑郁量表(Hamilton depression scale, HAMD)、汉密尔顿焦虑量表(Hamilton anxiety scale, HAMA);⑥睡眠信念和态度问卷(dysfunctional beliefs and attitudes on sleep, DBAS);⑦清晨型－夜晚型量表(MEQ);等等。临床根据患者的具体情况适当选用。

(2)睡眠的客观评估:失眠患者对睡眠的自我评估易出现偏差,必要时需采取客观评估。常用客观评估如下:①多导睡眠监测(PSG),主要用于失眠程度的评估及失眠障碍的鉴别诊断。②多次睡眠潜伏期试验(MSLT),用于发作性睡病和日间思睡的鉴别和评定。实际上多数失眠患者由 MSLT 测定的潜伏期正常或延长,提示存在生理性高觉醒状态。③体动记录仪,可作为睡眠日记的重要补充,提供睡眠期与觉醒期运动模式的客观数据,间接反映睡眠与觉醒的状态。也可在无 PSG 条件时作为替代手段,评估患者夜间总睡眠时间和睡眠模式。

二、急性失眠

急性失眠（acute insomnia）又称适应性失眠、短期失眠障碍（short term insomnia disorder, STID），是指频度和持续时间不满足慢性失眠的诊断标准，但有显著日间功能损害的失眠。

全世界 30%～50% 的人群经历过急性失眠的困扰，大约有 1/3 的成年人经历过急性失眠。睡眠调控系统薄弱、遗传因素、既往有焦虑或抑郁症状史是发生急性失眠的易感因素。促发这种失眠的往往是明确的急性应激事件。许多急性失眠患者的失眠状态随时间而缓解，这缘于诱发失眠的应激（促发）事件已经随时间而消失，或是对应激源的反应降低。然而，部分急性失眠患者也可能逐步发展为慢性失眠。急性失眠应当与昼夜节律失调性睡眠和觉醒障碍中的倒班或飞行时差反应相鉴别。急性失眠患者应该积极寻找并消除可能的诱发因素并积极改善失眠状态。首选自我调适，可予失眠认知行为疗法（CBT for Insomnia, CBT-I）。必要时应用药物快速消除失眠状态，避免病程迁延。

三、慢性失眠

慢性失眠（chronic insomnia）又叫慢性失眠障碍（chronic insomnia disorder, CID），是指会出现频繁而持续的睡眠起始和维持困难，导致个体对于睡眠时间或质量不满足，并存在白天觉醒期间的功能受损。

（一）流行病学

流行病学调查显示，近年来失眠的年患病率约在 10%，呈现慢性化趋势。慢性失眠在任何年龄、任何性别均可发生，尤其是女性、老年人，罹患内科疾病、精神疾病的患者，精神活性物质使用者，以及社会经济地位较低的人。老年人失眠高发可能与睡眠连续性随年龄增大而被破坏、内科疾病共病增加和使用增加失眠风险的药物有关。

（二）辅助检查

1. 夜间多导睡眠监测（PSG）

尽管 PSG 不是常规评估失眠的必须检查项目，但是它能为其他类型睡眠障碍［如睡眠呼吸障碍（sleep-disoniered breathing，SDB）、周期性肢体运动障碍（periodic limb movement disorder）］及其他需要鉴别的疾病提供客观依据。慢性失眠患者的夜间 PSG 主要表现为睡眠潜伏期延长和（或）睡眠中觉醒时间增加，睡眠效率下降，NREM 睡眠 1 期增加，NREM 睡眠 3 期（慢波睡眠）及 REM 睡眠减少。

2. 日间多次睡眠潜伏期试验（MSLT）

MSLT 结果通常显示慢性失眠患者日间警觉水平正常或亢进。在几个研究中，失眠患者的平均 MSLT 值高于对照者，提示存在高度警觉或过度唤醒。少部分失眠患者，特别是老年患者的平均 MSLT 值降低，表明瞌睡增加。当出现这种结果时，应当考虑是否与其他类型睡眠障碍如阻塞性睡眠呼吸暂停、睡眠行为异常和运动障碍等发生了共病。

3. 其他

（1）功能影像学：有限的研究结果提示慢性失眠患者的相对葡萄糖代谢呈区域特异性改变，主要位于调节睡眠与觉醒的脑区（包括丘脑、上脑干、前扣带回和边缘皮质），慢性失眠患者在觉醒期和 NREM 睡眠期这些脑区的葡萄糖代谢相对轻度降低。磁共振波谱成像（magnetic resonance spectroscopy，MRS）显示失眠患者睡眠调节区 γ–氨基丁酸信号降低，且与客观检测的睡眠连续性下降有相关性。

（2）其他实验室指标测定：慢性失眠患者存在内源性唤醒水平升高和 HPA 活性增加的证据，如皮质醇水平升高、高频心率变异性增加、对应激的反应性和代谢率增加。

（三）诊断

根据《国际睡眠疾病分类（第三版）》（International Classification of Sleep Disorders edition 3，ICSD–3），慢性失眠的诊断标准必须同时符合以下（1）~（6）项标准：

（1）存在以下 1 种或者多种睡眠异常症状：①入睡困难；②睡眠维持困难；③比期望的起床时间更早醒来；④在适当的时间不愿意上床睡觉。

（2）存在以下 1 种或者多种与失眠相关的日间症状（患者自述，或者照料者观察到）：①疲劳或全身不适感；②注意力不集中或记忆障碍；③社交、家庭、职业或学业等方面的功能损害；④情绪易烦躁或易激动；⑤日间思睡；⑥行为问题（如多动、冲动或攻击性）；⑦精力和体力下降；⑧易发生错误与事故；⑨过度关注睡眠问题或对睡眠质量不满意。

（3）睡眠异常症状和相关的日间症状不能单纯用没有合适

的睡眠时间或不恰当的睡眠环境来解释。

（4）睡眠异常症状和相关的日间症状至少每周出现 3 次。

（5）睡眠异常症状和相关的日间症状持续至少 3 个月。

（6）睡眠和觉醒困难不能被其他类型的睡眠障碍更好地解释。

（四）鉴别诊断

1. 睡眠－觉醒时相延迟障碍（delayed sleep-wake phase disorder, DSWPD）

慢性失眠应与 DSWPD 鉴别。慢性失眠患者无论给予安全的睡眠环境还是充足的睡眠时间都难以入睡，并出现睡眠质和量的改变。而 DSWPD 多见于青少年和年轻人，总睡眠时间正常，主要为个人内源性的昼夜节律比实际需要的睡眠作息时间延迟所致。

2. 睡眠－觉醒时相提前障碍（advanced sleep-wake phase disorder, ASWPD）

ASWPD 在老年人比在青年人和儿童多见，表现为睡眠起始早于所期望的时间，但总睡眠时间正常。而慢性失眠患者可能表现为睡眠维持困难和早醒。

3. 不宁腿综合征（restless leg syndrome, RLS）

RLS 常产生睡眠起始和维持困难，并有急切移动肢体和伴随的各种腿部不适感，可与慢性失眠鉴别。但慢性失眠可以与不宁腿综合征共病。只有当失眠的发生时间与不宁腿综合征的其他症状相对独立存在时，或当有效治疗不宁腿综合征后失眠仍然持续存在时，才能诊断为慢性失眠。

4. 呼吸相关性睡眠障碍

尽管睡眠期间有噪声级鼾声和呼吸暂停以及日间思睡是多

数呼吸相关性睡眠障碍的特征，但约 50% 的患者会有失眠症状，尤其是女性和老年人。所以需要明确是否存在共病。

5. 其他

发作性睡病和异态睡眠都可伴随失眠，可根据各自的显著特征与慢性失眠鉴别。慢性失眠常见于精神障碍（如焦虑障碍、抑郁障碍）和内科疾病（如慢性疼痛）。精神活性类物质或药物也可诱导失眠，通常存在物质或药物摄入过多的背景，如大量饮用咖啡后导致的失眠。应注意有时药物相关性失眠为隐匿起病，如使用利血平及其复方制剂之后缓慢发生的失眠。

四、失眠的治疗

失眠的治疗包括药物治疗、心理治疗、物理治疗和中医治疗。

（一）药物治疗

药物治疗的关键在于把握收益与风险的平衡。在选择干预药物时需要考虑症状的针对性、既往用药反应、患者一般状况、当前用药的相互作用、药物不良反应以及现在患有的其他疾病。在遵循治疗原则的同时还需兼顾个体化原则。特别是特殊人群，如儿童、孕妇、哺乳期妇女以及肝肾功能损害、重度睡眠呼吸暂停综合征、重症肌无力患者。

1. 苯二氮䓬类受体激动药

苯二氮䓬类受体激动药可以同 γ-氨基丁酸受体的特异性识别位点结合，进而增强 γ-氨基丁酸介导的抑制作用。此类药物主要包括苯二氮䓬类和非苯二氮䓬类，是目前临床应用最为广泛的一类药物。作用机制（图 3-1）：都是通过与 γ-氨基丁酸 α 受体（α_1、α_2、α_3、α_5 亚基）结合，发挥镇静、催眠作用，但由于化学结构母核的不同导致选择性结合亚基的差异，因此在适应证以及不良反应方面有所差异。①苯二氮䓬类：临床上常用的有艾司唑仑、阿普唑仑、劳拉西泮和氯硝西泮等，这些药物除了能够发挥镇静、催眠的作用外，还具有一定的抗焦虑作用。②非苯二氮䓬类：对于 γ-氨基丁酸 A 型受体上的 α_1 亚基选择性增加，主要发挥催眠作用，具有半衰期较短、次日残留症状较轻的优势。临床上常用的有唑吡坦、扎来普隆、佐匹克隆和右佐匹克隆等。

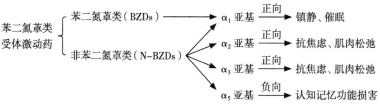

图 3-1　苯二氮䓬类受体激动药的作用机制

　　临床上应根据不同形式的失眠选择镇静药、催眠药：①入睡困难可选用诱导入睡作用快速而半衰期短的药物，如唑吡坦；②夜间浅睡易醒和早醒可选择能够延长总睡眠时间的药物，如艾司唑仑、右佐匹克隆。苯二氮䓬类兼具抗焦虑和镇静、催眠作用，失眠急性期常会使用。苯二氮䓬类虽能延长总睡眠时间，缩短睡眠潜伏期，但却减少 SWS 期和 REM 睡眠期，并未真正改善睡眠质量。其不良反应和并发症较明显，长期应用可引起药物耐受性、依赖性与戒断症状，因此临床上不建议长期应用。非苯二氮䓬类在增加总睡眠时间的同时不影响正常的睡眠结构。鉴于此类药物的安全性和有效性，它们已成为失眠的首选药物。

2. 褪黑素制剂

褪黑素是由松果体产生的一种胺类激素，其分泌水平受外界光线强度影响，能够发挥诱导睡眠的作用。普通褪黑素制剂对睡眠的改善作用不明显。褪黑素缓释剂（circadin）能够补充部分生理状态下降低的褪黑素，主要用于治疗年龄 > 55 岁的中老年慢性失眠患者。近年来，我国针对褪黑素受体研发的一些药物如阿戈美拉汀（agomelatin，为褪黑素受体激动剂和 $5\text{-}HT_{2C}$ 受体拮抗剂）能够缩短睡眠潜伏期，同时还具有调整昼夜节律和解决轻中度抑郁障碍等方面的作用。

3. 食欲素受体拮抗剂

食欲素受体拮抗剂能够阻断食欲素的功能，起到缩短睡眠潜伏期、延长总睡眠时间的作用。但目前中国尚未有此类药。

4. 抗抑郁药

慢性失眠患者常合并焦虑障碍、抑郁障碍，因此临床上也会应用部分具有镇静作用的抗抑郁药，以发挥这类药抗组胺、抗胆碱能、5-羟色胺能和肾上腺素拮抗活性等方面的效果。其中，小剂量的多塞平、曲唑酮、米氮平、帕罗西汀、文拉法新和度洛西汀等都是临床上较为常用的抗抑郁药。

5. 抗精神病药

因低剂量的喹硫平与组胺 H_1 受体有较强的亲和力，故其能有效改善失眠患者的睡眠情况，且总睡眠时间和睡眠效率均有改善。低剂量的奥氮平主要通过拮抗组胺 H_1 受体发挥镇静作用，可用于治疗矛盾性失眠。利培酮也有文献报道能改善主观性失眠患者的失眠情况。但抗精神病药在治疗失眠上尚缺乏系统而严密的研究，故不被首选推荐，只有在其他药物都不能取得良好效果时才考虑选用此类药物。

（二）心理治疗

失眠认知行为疗法（CBT–I）是慢性失眠首选的非药物治疗手段。研究表明，70%的失眠患者能从CBT–I中获益。CBT–I包括睡眠卫生教育、刺激控制疗法、睡眠限制疗法、认知疗法和放松疗法。CBT–I能够缓解入睡困难，增加总睡眠时间，提升睡眠效率，改善睡眠质量，对老年失眠患者亦有治疗效果，并可以长期维持疗效。

1. 睡眠卫生教育

睡眠卫生教育贯穿失眠治疗的整个过程。具体内容包括调整睡眠环境，建立规律的作息，避免影响睡眠的生活因素。

2. 刺激控制疗法

此法主要是帮助失眠患者重新建立入睡与卧床时间和睡眠环境等因素的条件关联反应，减少对睡眠内源性唤醒的刺激，使患者更易入睡。具体内容包括：每天固定时间卧床和起床，不在卧室和床上进行睡眠和性行为以外的活动（如看电视、手机等），夜间如果醒来超过20 min不能再入睡就起床离开卧室，直到有睡意时才回床上等。

3. 睡眠限制疗法

睡眠限制疗法是治疗失眠方法中研究得最多，也是目前认为较为有效的方法之一。睡眠限制疗法通过缩短卧床清醒的时间，增加入睡驱动力，以提高睡眠效率。睡眠限制疗法的具体内容：

（1）减少卧床时间以使其和实际睡眠时间相符。在睡眠效率维持85%以上至少1周的情况下，可增加15~20 min的卧床时间。

（2）当睡眠效率低于 80% 时则减少 15～20 min 的卧床时间。

（3）当睡眠效率在 80%～85% 之间则保持卧床时间不变。

（4）可以有不超过半小时规律的午睡，避免日间小睡，并保持规律的起床时间。

4. 认知疗法

失眠患者常对失眠本身感到恐惧，过分关注失眠的不良后果，常在临近睡眠时感到紧张，担心睡不好。这些不良情绪使失眠症状进一步恶化，失眠的加重又反过来影响患者的情绪，形成恶性循环。认知疗法的目的就是改变患者对失眠的认知偏差，改变患者对睡眠问题的非理性信念和态度。认知行为疗法的基本内容：

（1）保持合理的睡眠期望，不要把所有的问题都归咎于失眠。

（2）保持自然入睡，避免过度主观的入睡意图（如强行要求自己入睡）。

（3）不要过分关注睡眠，不要因一晚没睡好就产生挫败感，培养对失眠影响的耐受性。

5. 放松疗法

应激、紧张和焦虑是诱发失眠的常见因素。放松疗法的目的是降低卧床时的警觉性及减少夜间觉醒，主要包括渐进性肌肉放松、指导性想象和腹式呼吸训练。

6. CBT-I 与药物的联合治疗

CBT-I 不仅具有短期疗效，只要患者坚持应用，就可以保持长期疗效。CBT-I 治疗的初期阶段联合应用非苯二氮䓬类可以在短期内改善失眠症状，从而提高患者的依从性。当联合治疗的效果稳定后，将非苯二氮䓬类改为间断治疗或者逐步停药，继续坚持应用 CBT-I 便能维持疗效，充分体现了这种优化组合治疗的远期效果。

7. CBT-I 的操作流程

《失眠的认知行为治疗逐次访谈指南》将 CBT-I 的操作流程分为以下几个方面：

第 1 次访谈：①向患者介绍自己；②完成入组问卷；③进行临床会谈；④确定适应证；⑤确定其他治疗方法全貌；⑥介绍治疗全貌；⑦让患者熟悉睡眠日记；⑧回答问题及阻抗；⑨指定每周日程。

第 2 次访谈：①总结和图示睡眠日记；②确定治疗计划；③回顾睡眠日记不匹配的部分；④介绍失眠的行为模式；⑤设定睡眠限制和刺激控制；⑥设定计划；⑦设定策略；⑧在设定的时间里保持清醒及在睡后觉醒时间里做些什么。

第 3 次访谈：①总结和图示睡眠日记；②评估治疗收益和依从性；③判断向上滴定是被允许的；④回顾睡眠卫生。

第 4 次访谈：①总结和图示睡眠日记；②评估治疗收益和依从性；③判断向上滴定是被允许的。

第 5 次访谈：①总结和图示睡眠日记；②评估治疗收益；③继续向上滴定总睡眠时间；④负性睡眠信念的认知疗法。

第 6 次访谈：①总结和图示睡眠日记；②评估治疗收益；③继续向上滴定总睡眠时间；④随访负性睡眠信念。

第 7 次访谈：①总结和图示睡眠日记；②评估治疗收益；③继续向上滴定总睡眠时间；④随访负性睡眠信念。

第 8 次访谈：①总结和图示睡眠日记；②评估治疗收益；③讨论预防复发。

（三）中医治疗

中草药治疗失眠在我国较普遍。它们可能是单味药，也可能是复方制剂。常用药材包括酸枣仁、刺五加、缬草、蛇麻草、甘菊、西番莲。方剂的使用需要结合辨证论治。

此外，中医针灸及电针疗法对原发性失眠的短期治疗也是安全有效的。

（四）物理治疗

物理治疗作为一种失眠治疗的补充技术，不良反应小，临床应用的可接受性强。

1. 光照疗法

光刺激影响位于下丘脑控制昼夜节律的视交叉上核（suprachiasmatic nucleus, SCN），从而抑制松果体分泌褪黑素。光照疗法可以通过帮助建立并巩固规律的睡眠－觉醒周期来改善睡眠质量、提高睡眠效率和延长睡眠时间。不良反应包括头痛、眼疲劳，也可能诱发轻度躁狂。

2. 重复经颅磁刺激（repetitive transcranial magnetic stimulation, rTMS）

以固定频率和强度连续作用于某一脑区的经颅磁刺激，称为重复经颅磁刺激。低频（≤1 Hz）重复经颅磁刺激能够抑制大脑皮质的兴奋性。对健康人的研究发现，重复经颅磁刺激能够增加SWS期的波幅，加深睡眠深度，增强记忆力，有助于机体恢复。国内已经有较多重复经颅磁刺激治疗失眠的报道，报道认为该技术是治疗慢性失眠的有效手段。

3. 生物反馈疗法

生物反馈疗法是指利用现代生理科学仪器，通过人体内生理或病理信息的自身反馈，使患者经特殊训练后，进行有意识地"意念"控制及心理训练，从而达到治疗疾病和恢复身心健康的新型物理疗法。

4. 电疗

电疗的原理是采用低强度微电流刺激大脑，直接调节大脑、下丘脑、边缘系统及网状结构，产生镇静性的内源性脑啡肽，从而有效控制紧张、焦虑，改善睡眠。主要的不良反应为皮肤刺激和头痛。

五、特殊人群的失眠

（一）孕妇失眠

1. 流行病学

妊娠是一种独特的生理状态，受妊娠期生理变化（胃灼热、夜间催产素分泌、夜尿和胎儿运动等）及心理因素的影响，容易出现睡眠障碍。尤其在妊娠后期，随着孕周延长和血压升高等，睡眠障碍更为常见。调查发现，约88.8%的孕妇会出现睡眠形态的改变，主要表现为失眠和日间觉醒度降低，妊娠早期失眠发生率约为34%，妊娠中晚期则高达68%~80%。

2. 影响因素

目前的研究结果显示，患有失眠的孕妇有更高的主观身体不适。孕妇失眠可能是生理和解剖改变的后果，如尿频、恶心、呕吐、胎儿运动和疼痛。此外，导致失眠的其他因素可能是妊娠期激素变化的结果，包括雌激素和孕酮，其通过影响平滑肌、呼吸系统和神经系统，或影响其他激素，或影响睡眠－觉醒周期来影响睡眠。另外，妊娠期失眠常伴发焦虑、抑郁等，相对抑郁，焦虑在孕妇群体中更为常见，且与睡眠质量密切相关。可能还有其他的睡眠问题没有被评估，如做噩梦、打鼾、不宁腿综合征和睡眠呼吸暂停等。

3. 妊娠期睡眠的阶段性变化

（1）妊娠的第 1 个阶段（怀孕 3 个月）：妊娠妇女的睡眠结构开始改变，这主要受一些激素水平迅速变化的影响。例如：雌激素和黄体酮的水平升高至高峰期，分娩后立刻回落。在动物研究中发现，雌激素具有催眠作用，其降低了觉醒的发生率，缩短了 NREM 时相的潜伏期，同时也缩短了 REM 时相的长度。动物实验中，妊娠期 REM 时相的长度在早期短暂增加，NREM 时相的长度持续增加，以至于总的睡眠长度增加。与之相应，嗜睡是妊娠第 1 个阶段常见的睡眠问题。

（2）妊娠的第 2 个阶段（怀孕第 23～24 周）：妊娠妇女的日间总睡眠长度减少。虽然与第 1 个阶段相比，SWS 期的比重显著增加，但是不宁腿综合征和其他睡眠问题增多了。

（3）妊娠的第 3 个阶段（怀孕第 25～40 周）：只有 1.9% 的妊娠妇女没有经历日间觉醒。就睡眠结构而言，前半夜睡眠增加使得 SWS 期比重下降和 REM 时相提前出现。与妊娠前 2 个阶段相比，觉醒时间在睡眠开始时增加，日间睡眠长度减少，但是大多数妊娠妇女在最后一个阶段仍存在 1 h 以上的日间小睡。

4. 治疗

目前，被人们广泛接受的妊娠期药物安全性国际分类有 3 种，分别是美国食品药品监督管理局（Food and Drug Administration，FDA）、澳大利亚药品评估委员会（Australian Drug Evaluation

Committee，ADEC）和瑞典药品目录（FASS）的妊娠期药物安全性分级，分级标准为 A、B、C、D、X。常见的催眠药在 FDA 和 ADEC 妊娠期药物安全性分级见表 3-10。

表 3-10　常见的催眠药在 FDA 和 ADEC 妊娠期药物安全性分级

药物		FDA 分级	ADEC 分级
苯二氮草类	阿普唑仑	D	B3
	氯硝西泮	D	B3
	地西泮	D	C
	劳拉西泮	D	C
	美达西泮	不能使用	不能使用
	硝西泮	D	C
	替马西泮	X	C
	托非索泮	不能使用	不能使用
非苯二氮草类	扎来普隆	C	不能使用
	唑吡坦	C	B3
	佐匹克隆	C	C
	右佐匹克隆	C	C
抗抑郁药	米氮平	C	B3
	曲唑酮	C	不能使用
	阿米替林	C	C
抗组胺药	苯海拉明	B	A
	多西拉敏	A	A
	羟嗪	C	A
	尼拉敏	不能使用	A

为了避免潜在的致畸作用，临床医生可以考虑使用非药物手段治疗失眠，如 CBT-I、运动或冥想。在妊娠期合并失眠患者使

用催眠药治疗的过程中，临床医生应该注意以下几点：

（1）尽量缩短疗程，以控制症状为主；尽量采用单药治疗，避免联合用药；尽量采用小剂量给药；尽量应用更安全的药物。

（2）原则上非苯二氮䓬类较苯二氮䓬类安全，避免使用5-羟色胺选择性重摄取抑制剂（serotonin-selective reuptake inhibitor，SSRI）和抗组胺药。

（3）药物治疗需权衡利弊，可结合非药物治疗，如CBT-I。

（二）老年人失眠

1. 流行病学

老年人失眠一般指60岁及以上人群的失眠。各种研究均证实，失眠发病率随年龄增加而升高。调查显示，65岁以上人群失眠罹患率约为40%。老年人失眠的特点是睡眠片段、浅睡易醒、早醒和日间打盹增加，最突出的是对干扰睡眠的外部因素如噪声非常敏感。不同于一般人群失眠导致的日间功能损害，老年人更常见的是认知功能损害和跌倒。

2. 影响因素

在生理性衰老、睡眠能力下降的基础上，各种躯体疾病、精神障碍以及心理应激作用均可导致老年人失眠，且常常是几种因素共同作用的结果。影响因素包括以下几个方面。①环境因素：如旅行、气温、卧室内强光、噪声等环境改变。②不良生活习惯：退休后原有生活节奏改变、日间活动减少而睡眠过多、睡前喝浓茶、看电视太晚等。③社会因素：生活中的应激事件导致兴奋、喜悦、焦虑、悲伤、恐惧等情绪变化。④躯体疾病：老年人罹患的躯体疾病多是导致失眠的常见原因，包括神经系统疾病、呼吸系统疾病、心血管疾病、消化系统疾病等。⑤精神疾病：老年期心理障碍高发是失眠的另一重要因素。老年人抑郁障碍明显高于青年人，且失眠程度与抑郁程度相关。⑥某些老年相关性睡眠障碍：如睡眠呼吸障碍、不宁腿综合征等。⑦药物因素：如利尿药、麻黄碱及氨茶碱、降血压药、类固醇类、非甾体抗炎药（nonsteroidal anti-inflammatory drug, NSAID）等。2003 年美国国家睡眠基金会（National Sleep Foundation, NSF）对美国老年人的调查发现，引起老年人睡眠问题的主要原因并非衰老，而是伴发的各种健康问题，即所谓疾病越多，睡眠越差。

3. 老年人的睡眠特点

随着年龄的增加，老年人睡眠时长、睡眠结构、睡眠效率、睡眠 - 觉醒节律等均易发生改变，从而影响睡眠质量，引发睡眠障碍。

（1）睡眠时长缩短：每天的睡眠时间，婴幼儿为 14 ~ 20 h，成年人为 7 ~ 8 h，老年人为 5 ~ 6 h。其中老年人的睡眠时长缩短并非是睡眠需要减少导致的，而是睡眠能力降低导致的。

（2）睡眠结构改变：研究表明，随着年龄的增长，老年人的 SWS 期比例、REM 期比例都在逐渐减少，而入睡潜伏期、NREM 睡眠 1 期和 2 期以及唤醒后睡眠的占比都在逐渐增加，这就意味着和深睡眠以及 REM 相关的大脑发育和体力恢复都会受到一定程度的影响。睡眠结构的改变可能会导致潜在的病理状态或神经退行性病变，从而影响老年人的认知能力。

（3）睡眠 - 觉醒节律的改变：对老年人来说，昼夜静息 - 活动、睡眠 - 觉醒节律与其他年龄层存在明显的差异。

（4）睡眠效率降低：睡眠效率定义为实际睡眠和卧床时间的比值。老年人容易出现入睡困难和夜间易醒等问题，睡眠效率达不到 85%，处于低质量睡眠状态。

（5）易发生早睡早醒：老年人松果体钙化，分泌的褪黑素减少，可能会导致生物钟紊乱。刘连启等的研究也证明了老年人由于生理上的原因，睡眠时相前移，倾向于早睡早起，并且随着年龄的增加，呈现上床时间提前、入睡时间延长、睡眠时间增加的趋势。

4. 治疗

临床上针对老年失眠患者，首选心理治疗和行为干预治疗等非药物治疗，其次考虑药物治疗。

（1）非药物治疗：在老年人的 CBT-I 研究中，CBT-I 使失眠很快得到解决，而且效果持续长达 2 年。循证证据仅证实其中的 2 种方法有效：睡眠限制 - 睡眠压缩治疗和多组分 CBT-I。

（2）药物治疗：原则是减少服药种类，每日 1 次或 2 次，从小剂量开始，注意调整药物剂量，并充分了解所用药物的药理作用及相互作用。首选非苯二氮䓬类药物治疗，以及非苯二氮䓬类药物治疗联合非药物治疗。苯二氮䓬类虽然短期内能改善睡眠状况，但可能会增加痴呆和跌倒的风险，不建议作为老年人的首选。

（三）儿童及青少年失眠

睡眠对于儿童及青少年的重要性并不仅仅体现在单纯时间占比高上，越来越多的研究揭示了睡眠对于儿童及青少年的神经心理发育、体格生长、行为、情绪甚至代谢功能产生的显著影响。然而，青少年睡眠不足已经成为一个全球性问题，相应的睡眠问题也越来越突出。青少年睡眠不足与内在生物钟的发育变化以及外在社会和环境的要求有关。儿童中失眠发生率为 15% ~ 30%，当伴有神经发育问题时发生率可高达 30% ~ 80%。

青春期开始之后，人体的生物钟会逐渐延后2 h，加之社会及学校的课业压力，青少年就寝时间倾向于延迟并处于慢性睡眠不足的状态。除了广泛的睡眠不足外，青少年还容易出现各种睡眠障碍，其中常见的是失眠和睡眠时相延迟综合征（DSWPD）。儿童失眠常与情绪障碍、抑郁、自杀及行为问题相伴，需引起足够的重视。

1. 儿童及青少年失眠的相关成因

（1）生理因素。①青春期生理发育：睡眠模式在青春期会有明显改变，青少年发育过程中昼夜节律系统和稳态睡眠系统的变化可引起睡眠 – 觉醒机制变化，青少年睡眠时相偏好分为"清晨型"和"夜晚型"，夜晚型偏好是睡眠质量差的预测因素。②激素与精神活性物质的影响：研究发现，甲状腺功能亢进会使青少年感到焦虑，而脉搏加快则使其难以进入放松状态，从而影响睡眠。饮料、咖啡、茶等精神活性物质也会引起失眠和睡眠质量差。且睡眠质量差的年轻人更倾向于频繁使用酒精和镇静药来帮助调节睡眠。③躯体疾病或精神障碍：失眠与频繁发作的哮喘和咽喉炎有关。患有抑郁障碍、广泛性焦虑障碍、恐惧症、创伤后应激障碍（post-traumatic stress disorder, PTSD）、酒精依赖的青少年比同龄人更容易失眠。强迫症、社交恐惧症（social phobia）是失眠的独立危险因素。

（2）社会环境因素。①人口学因素：大部分研究表明青少年女性比男性更容易持续失眠或患睡眠障碍，且失眠与家庭经济情况差、父母受教育程度低有关。②环境因素：课业压力成为影响青春期睡眠的第一个因素；而噪声、光等睡眠环境因素占24.8%；家长的睡眠习惯占19%；计算机、通信设备、消费类电子产品等3C产品的使用占27.1%，也是重要影响因素；过度使用或熄灯后使用手机与各种形式的睡眠障碍（睡眠时间短、主观睡眠质量差、日间过度嗜睡、失眠）有关。

（3）心理行为因素。①早期心理行为：儿童早期的几个年龄段的良好睡眠习惯对青少年时期睡眠习惯有影响。Goldman 等研究表明，童年持续的内部心理紊乱是青少年失眠的高风险因素。感知较差的心理健康状态对睡眠有直接影响，乐观/悲观情绪通过焦虑和压力的中介机制影响睡眠。②睡前认知活动与焦虑：睡前过度的认知活动（如担心、计划、思考重要的事情）会引起失眠，其中一方面是睡前思维反刍的独立作用，另一方面与焦虑情绪引发的睡前认知过度觉醒有关。在中国的文化背景下，青少年的失眠涉及对学业成绩、人际关系、健康、未来和自信的焦虑，经常担忧失眠的负性后果，甚至出现灾难化思维，导致入睡潜伏期延长。③不良睡眠习惯：这是失眠的风险因素，如睡前饮酒、吸烟，周末睡懒觉，平时过多小睡，在卧室沉思，使用电子设备，联想失眠的焦虑认知等行为不利于建立卧室（床）-睡眠的条件反射，从而影响入睡。

2. 儿童及青少年的失眠症状

对香港青少年失眠的研究显示，失眠的常见症状有早晨疲劳、入睡困难和早醒，患病率分别为 34.1%、13.6% 和 12.7%；失眠的日间症状有日间困倦、过度嗜睡和日间功能障碍（疲劳、易怒、注意力不集中、记忆力下降等），日间功能障碍可通过诱发焦虑而导致学习表现差和考试分数低。此外，失眠与青少年的健康相关生活质量降低和抑郁症状增加有关，即失眠的青少年可能会出现心理健康差、身体疼痛、神经衰弱、活力下降、抑郁、物质滥用等症状。儿童失眠的主诉多为入睡困难（没有看护人的干预下入睡困难）和保持睡眠困难（夜间频繁醒来）。

3. 儿童及青少年失眠的治疗

儿童及青少年失眠的治疗应基于详细临床评估（可能的诱发因素、睡眠习惯、共病等）。病因治疗是失眠治疗的前提和基础。主要的治疗方法是 CBT-I，一般不建议药物治疗。

（1）CBT-I。对于儿童及青少年，CBT-I 的常用技术概述如下：①良好的睡眠习惯是治疗失眠的基础，它包括每天保持固定的作息时间；睡前避免喝咖啡、吸烟、剧烈运动等；卧室的环境应安静、舒适、黑暗且室温稍低；从睡眠中醒来时避免看表。②帮助儿童及青少年建立一套固定顺序即愉快、安静的睡前程序，为睡眠作好准备。可暂时推迟儿童及青少年的就寝时间，以便能在希望的时间内睡着，随后按照一定时间表（如 15 min）逐渐将就寝时间提前。如果儿童及青少年不能在希望的时间内睡着，就让其起床，在安静平和的环境下，想睡了再上床。③事先对儿童夜醒规律进行详细记录，然后在常规夜醒前 15~30 min，轻拍唤醒儿童，再让其重新入睡，从而使常规夜醒不再出现。④通过对家长进行宣传教育来预防儿童及青少年睡眠问题的发生，这通常要与其他行为治疗技术结合使用。⑤指导儿童及青少年或家长调整失眠有关的消极思维，改变对睡眠的想法。⑥教会儿童及青少年放松的方法，例如在入睡前深呼吸或者想一些有趣的、轻松的事情。⑦限制儿童及青少年的卧床时间，每天在床上的时间就是每天晚上睡觉的时间，使卧床时间尽量接近实际睡眠时间，提高睡眠效率。一旦建立了这个规律，就开始逐渐提前睡觉的时间，每次提前 15 min，直到调整到治疗的目标时间。⑧刺激控制疗法是基于条件反射原理创建的，所以应指导儿童及青少年确立正确的睡眠与床和卧室间的反射联系，建立稳定的睡眠–觉醒节律。

（2）药物治疗。大量研究推荐对儿童及青少年失眠进行综合治疗，仅在个别情况或必要时进行药物治疗。由于缺乏相应临床研究资料，多数镇静药、催眠药未被批准用于18岁以下的失眠患者，儿童失眠的药物治疗适应证应发生在父母因客观困难不能适应行为治疗或治疗效果不佳时，且用药应严格遵循指南。需警惕的是，药物可损害人的执行能力、学习或工作效率、认知功能和记忆力，增加骨折、跌倒、车祸和痴呆风险，导致人格的不利变化，对药物的安全性研究建议药物使用应限制在最低的必要剂量和最短的必要时间内。如合并情绪障碍比较严重的儿童及青少年需要进行专科治疗。

（3）其他治疗：对香港2186名儿童及青少年失眠治疗的调查报告显示，有较高比例（26.7%）的失眠患者寻求补充和替代医学疗法（complementary and alternative medicine, CAM）来治疗失眠，瑜伽和太极被认为是对失眠症状有帮助的方法。Shergis等对包含2363名失眠患者的30项针灸治疗实验研究项目进行系统综述，匹兹堡睡眠质量指数量表（PSQI）反映了针灸治疗优于假性针灸治疗、安慰剂治疗和药物治疗。

六、睡眠障碍与精神障碍

（一）睡眠障碍与精神障碍的关系

睡眠障碍常与抑郁障碍、焦虑障碍及物质滥用障碍等精神障碍联系紧密，它们常常是双向的关系。目前大量研究表明，各种睡眠障碍与精神障碍，尤其是与焦虑障碍、抑郁障碍有很高的共病率。同样，精神障碍的存在也可使睡眠障碍的诊断和治疗更复杂。共病精神障碍尤其是抑郁障碍和焦虑障碍可增加失眠的患病风险。大量纵向研究表明，睡眠障碍可能是新发精神障碍的风险因素之一，尤其是抑郁障碍、焦虑障碍和物质滥用障碍。荟萃分析显示，睡眠障碍偶发抑郁的风险比约为 2.1，且长期随访研究显示睡眠障碍患者罹患焦虑障碍和药物滥用障碍的风险比非睡眠障碍者分别高出 2 倍和 7 倍。在抑郁障碍的治疗及预后转归上，失眠和疲劳是抑郁障碍患者最常见的残余症状，且增加了未来抑郁障碍复发的风险。失眠还与酒精依赖的短期和长期治疗结果较差明显相关。精神障碍均可出现失眠，且抑郁障碍还是失眠的风险因素之一。与失眠常见入睡困难不同的是，抑郁障碍的失眠症状多以早醒为特征性表现，一般比平时早醒 2~3 h，醒后无法再次入睡，且抑郁障碍患者有明确的情绪低落、思维迟缓及意志活动减退等抑郁综合征体验，此时多以抑郁障碍诊断为主，失眠仅可作为附加症状中的睡眠紊乱（disturbed sleep）条目参与抑郁障碍的诊断。经过抑郁障碍的合理规范诊疗，随着抑郁症状的缓解，失眠症状多会随之好转甚至痊愈。只有当失眠症状的存在及发展与共病的抑郁障碍的其他症状有互相独立的特点，且抑郁症状经合理治疗后显著好转而失眠症状仍然存在时，才考虑慢性失眠的诊断。另外，与失眠需 3 个月以上的持续病程才能诊断不同的是，抑郁障碍是发作性病程，抑郁发作只要病程＞2周即可诊断为抑郁障碍。

无论是失眠还是抑郁障碍、焦虑障碍，既与生物学因素有关，又与患者人格特征、认知方式、应激事件、社会支持等心理、社会因素有关，应考虑综合治疗。短期失眠伴抑郁、焦虑主要与心理应激事件有关，应及时处理应激事件，辅以睡眠卫生教育和失眠的认知行为疗法（CBT-I），尽早控制失眠，防止出现不良应对模式而导致慢性失眠。慢性失眠伴抑郁、焦虑，与患者人格特征和对失眠的非理性信念等认知偏差有关, 应及时给予 CBT-I, 改变患者对于睡眠问题的非理性信念和态度, 改变错误的睡眠卫生行为, 再根据情况给予药物治疗。慢性失眠共病抑郁障碍、焦虑障碍的患者应首先考虑药物治疗, 或药物治疗联合 CBT-I 或物理治疗。慢性失眠伴以下情况, 如重度抑郁发作、复发或难治性抑郁、双相情感障碍 (bipolar affective disorder, BAD) 的抑郁发作、共病药物滥用、妊娠及产后妇女的重度抑郁和焦虑, 或者伴有精神病性症状、存在自杀风险, 应请精神科医生会诊或转诊治疗。

（二）焦虑障碍相关性睡眠障碍

焦虑障碍相关性睡眠障碍是指由于焦虑障碍而引起的睡眠紊乱。焦虑障碍患者以广泛和持续性焦虑或反复发作的惊恐为主要临床特征, 常伴自主神经症状和运动性紧张。焦虑障碍的临床类型有广泛性焦虑障碍、非特异性焦虑症状、社交恐惧症、强迫性障碍等。本节主要介绍焦虑障碍相关性睡眠障碍。

1. 发病机制

焦虑障碍的发病机制虽不太清楚, 但可能与去甲肾上腺素、5-HT、γ-氨基丁酸、乳酸盐等的作用有关。焦虑障碍相关性睡眠障碍的发病机制也还不清楚, 但从生物化学和神经生化方面而言, 焦虑障碍与睡眠障碍有着密切关系, 相关的神经递质也介导睡眠障碍发生。

2. 临床表现

焦虑障碍相关性睡眠障碍的基本特征是入睡困难、夜间觉醒次数增多、深睡眠减少、早醒、睡眠时间短、睡眠效率差。原因在于对某些生活事件的过度焦虑和期待, 或与焦虑性梦境导致的频繁觉醒有关。无论是清醒还是刚入睡都会受到胡思乱想和焦虑的影响。在白天或就寝前，患者常常对夜间可能出现难以摆脱的失眠而产生预期性焦虑。因此，焦虑与失眠常常互为因果。

3. 焦虑障碍与睡眠障碍的关系

焦虑障碍通常会有睡眠问题，并且是先于或者同步伴随焦虑症状出现的，临床上睡眠问题是焦虑障碍患者早期常见的主诉。失眠是焦虑障碍的重要风险因素。失眠和睡眠维持时间过短都是首发焦虑障碍的风险因素和前驱症状。而失眠出现的频率、严重程度和维持时间往往与焦虑症状的严重程度正相关。当焦虑障碍有所好转时，失眠也随即减轻或消失。虽然睡眠障碍与精神障碍之间的因果关系仍不明确，但是睡眠障碍与焦虑障碍的双向过程已得到多位学者的认可。

4. 治疗

睡眠障碍有效治疗的关键在于去除病因，对于焦虑障碍相关性睡眠障碍的治疗首先应抗焦虑治疗。目前治疗广泛性焦虑障碍的临床手段以药物治疗为主。

（1）苯二氮䓬类：是最常用的抗焦虑药，具有良好的抗焦虑作用，能显著改善患者的紧张、忧虑、激动和失眠等症状，但要注意防止跌倒及成瘾风险。

（2）抗抑郁药：常用具有抗焦虑作用的抗抑郁药，三环类抗抑郁药（tricyclic antidepressive agents，TCA）和单胺氧化酶抑制剂（monoamine oxidase inhibitor，MAOI）因不良反应较大，近年来已很少用于抗焦虑治疗。SSRI、选择性5-羟色胺和去甲肾上腺素再摄取抑制剂（serotonin and noradrenaline reuptake inhibitor，SNRI）的抗焦虑效果肯定、不良反应小，值得临床推广应用。

（3）新型抗焦虑药：突触后 5-HT1A 受体对于焦虑表型的发展至关重要，其不足是焦虑的病理机制之一；突触前 5-HT1A 受体高敏则导致抑郁障碍的出现。目前，以 5-HT1A 受体激动剂（如丁螺环酮）在抗焦虑治疗中的研究最为多见。

（三）抑郁障碍相关性睡眠障碍

抑郁障碍相关性睡眠障碍是指由抑郁障碍引起的睡眠紊乱，多慢性起病，并且与抑郁障碍的严重程度有关。临床最多见的表现形式为失眠和（或）睡眠过度，有些人在一次发作中可表现出两种形式的交替发作。流行病学资料显示，在普通成年人中，14%～20% 明显失眠的患者和约 10% 睡眠过度的患者有抑郁障碍的表现，而在没有睡眠紊乱的成年人中抑郁障碍的发生率低于1%。另一项关于青年人群中睡眠障碍和心境障碍终身患病率的研究发现，有睡眠紊乱主诉的抑郁障碍患病率明显偏高（其中失眠者抑郁患病率为 31.1%，睡眠过度者抑郁患病率为 25.3%，两者兼有为 54.3%），而没有睡眠紊乱主诉的抑郁障碍患病率仅为2.7%。

1. 临床表现

抑郁障碍相关性睡眠障碍是抑郁障碍的一个具有诊断价值的症状，其表现与一般性失眠或睡眠过度患者的临床症状基本相同，但也有其自身特点，如患者的主观失眠症状更严重，不良情绪更明显，这可能与抑郁障碍导致的认知功能下降有关。失眠或者睡眠质量差是患者最常见的主诉，可能早于抑郁症状许多年。特征性表现有入睡困难、频繁的夜间觉醒、早醒、未恢复性睡眠、总睡眠时间减少、多梦或噩梦等。此类患者还常常表现出抑郁障碍的相关症状，如心境低落，愉快感缺乏或对大部分活动的兴趣丧失，伴其他躯体症状（如头晕、头痛、四肢麻木、胸闷、胃肠道症状等），多伴有不同程度的认知功能下降（如记忆力减退、注意力分散、思维缓慢等）。患者的精神活动效率下降，并严重影响社会生活功能。

2. 病理机制

（1）神经递质。抑郁障碍与睡眠障碍在神经递质上有相同的特性。相关研究表明，来自中缝核头部5-羟色胺能神经元可能引发NREM睡眠，其尾部的5-羟色胺能神经元可能与REM睡眠的产生和维持有关。而抑郁障碍患者脑中的5-羟色胺能神经传递明显降低。临床上应用广泛的抗抑郁药——SSRI能增加突触间隙的5-HT含量，增强大脑内5-HT的神经传递，进而起到明显的抗抑郁作用。来自多个研究领域的证据表明，睡眠障碍使得5-HT转运体基因（5-HTTLPR）与抑郁障碍压力有了更紧密的联系。5-HTTLPR的等位基因变异导致的压力相关的睡眠质量降低、睡眠不足可引起负面情感增加。以上结果表明了在睡眠障碍的背景下，更可能出现5-HTTLPR和抑郁障碍之间的联系。

（2）内分泌领域。HPA的过度活动可能与情感性疾病的病理生理学有关。急性抑郁障碍患者的皮质醇和促肾上腺皮质激素（adrenocorticotropic hormone，ACTH）水平升高。研究发现，夜间HPA分泌激素增加是急性抑郁障碍的一种状态标志。另外，在睡眠调节中，HPA也发挥着重要的作用。如过度活跃的HPA会引起ACTH和皮质醇释放异常，继而导致睡眠效率下降，使SWS期和REM睡眠潜伏期缩短。这表明HPA在抑郁障碍和睡眠问题中都起着一定作用，这也可能是两者相关联的原因。

（3）睡眠障碍的病因研究。研究已经证明，过度觉醒假说为失眠的起源提供了一个解释。在失眠和抑郁障碍的病因和病理生理学解释中，两者有相关性，这两种情况都被证明是由社会心理压力引发的，且过度觉醒被认为是一种心理和生理因素，在这两种情况中都存在。

3. 抑郁障碍与睡眠障碍的关系

睡眠障碍和抑郁障碍是成人和儿童常见的精神障碍。以前的观点认为，失眠症状是抑郁障碍的一个常见伴随症状，会随着抑郁症状的缓解而消失。但逐渐积累的证据显示，失眠症状是与其他精神障碍共病的状态，这将对未来失眠的诊疗和临床研究产生重要的影响。失眠与抑郁障碍之间在症状层面及疾病层面上均具有密切的联系。大约有70%的抑郁障碍患者有失眠症状，而失眠患者中抑郁障碍的患病率比非失眠患者高3~4倍。

由于失眠与抑郁障碍或其他精神障碍之间关系密切，所以失眠和抑郁障碍的关系并非单一的从属关系那么简单，先前的研究多数仅仅观察失眠对抑郁障碍的预测作用或者抑郁障碍对失眠的预测作用，而非直接检验失眠和抑郁障碍的双向病程关系。尽管抑郁障碍患者大多有失眠症状，然而失眠症状不会随着抑郁症状的缓解而消失，所以失眠更可能是一个独立性疾病。虽然失眠与精神障碍之间的因果关系仍不明确，但是失眠与抑郁障碍之间双向诊断的可能性更大。

4. 治疗

治疗抑郁障碍相关性睡眠障碍的基本原则是：在治疗前要排除其他睡眠障碍，如周期性肢体运动障碍和睡眠呼吸暂停综合征。原因有二：一是此二者都能引起抑郁症状；二是有些抗抑郁药特别是 SSRI 能引起腿动事件、影响睡眠结构（故对伴有明显周期性肢体运动障碍的患者慎用 SSRI），而一些催眠药如苯二氮草类能加重睡眠呼吸暂停。

（1）心理治疗。心理治疗或干预如认知行为疗法、放松疗法、睡眠限制疗法和刺激控制疗法对抑郁和失眠症状，特别是对病情轻者、老年患者、物质依赖易患人群和药物治疗依从性差的患者都有明显效果。但是，对于中重度抑郁障碍患者来说，仍首选药物治疗。

（2）药物治疗。抑郁障碍相关性睡眠障碍的药物治疗可以选择：①镇静作用强的抗抑郁药，如米氮平、曲唑酮；②短期应用SSRI 或 SNRI 加镇静药、催眠药；③短期应用 SSRI 或 SNRI 加小剂量具有镇静作用的抗抑郁药。当前临床一线使用最广泛的抗抑郁药是 SSRI，若无效可改为 SNRI。虽然有研究表明 SSRI 能降低睡眠的连续性，但许多患者使用 SSRI 后，主观的睡眠症状得到改善，其原因部分是缓解了抑郁障碍患者的负性认知从而降低了微觉醒的数量。联用苯二氮䓬类能加强 SSRI 和其他新型抗抑郁药对中枢的作用，对伴有焦虑和失眠症状的患者有明显的改善作用。但苯二氮䓬类并不能增加深睡眠，长期应用有产生药物依赖的风险。应注意苯二氮䓬类和 SSRI 联用，会导致苯二氮䓬类血药浓度的提高，可以通过降低苯二氮䓬类的剂量加以解决。

第五节　昼夜节律相关睡眠 - 觉醒障碍

一、概述

昼夜节律（circadian rhythm）是指机体适应外界环境明暗循

环变化而建立的一种 24 h 制的内源性节律，其可以被外部因素调节。昼夜节律的特点：①自我维持；②节律性；③与外部信号同步的能力。在当今的社会中，由于时差、轮班，异常的饮食模式或其他生活方式因素，昼夜节律经常被打乱，就会引起昼夜节律紊乱（circadian rhythm disruption, CRD）。

昼夜节律相关睡眠 – 觉醒障碍（circadian rhythm sleep-wake disorders, CRSWD）是指因昼夜时间维持与诱导系统变化或内源性昼夜节律与外部环境不同步所引起的一类睡眠障碍。最常见的症状是入睡困难、睡眠维持困难及日间睡眠增多。可诱发心血管、胃肠道、代谢、认知及情绪的紊乱，损害身心健康。常见的昼夜节律相关睡眠 – 觉醒障碍类型有 DSWPD、ASWPD、非 24 h 昼夜节律相关睡眠 – 觉醒障碍 [non-24-hour sleep-wake rhythm disorder, N24SWD，又称自由运转型昼夜节律障碍（free-runningdisorder）]、无规律性昼夜节律相关睡眠 – 觉醒障碍（irregular sleep-wake rhythm disorder，又称无规律性睡眠 – 觉醒昼夜节律障碍）、时差变化睡眠障碍、倒班工作睡眠 – 觉醒障碍、非特殊昼夜节律性睡眠 – 觉醒紊乱等。

二、昼夜节律相关睡眠 – 觉醒障碍与精神障碍的关系

精神障碍经常伴随着某种形式的睡眠 / 昼夜节律紊乱，且越来越多的证据表明，这些神经病理和睡眠 / 昼夜节律的基本控制机制存在重叠。由于睡眠 / 昼夜节律紊乱是许多精神障碍和神经退行性疾病发生之前最常见的征兆，个体的睡眠生物学可能被证明在这些精神障碍和神经退行性疾病的早期阶段识别风险因素

和脆弱性标记是有用的。

（一）昼夜节律相关睡眠－觉醒障碍与重度抑郁障碍的关系

睡眠障碍是重度抑郁障碍的重要症状，二者相互影响。REM 睡眠潜伏期缩短、夜间 REM 睡眠的早期分布及早醒提示内源性昼夜节律系统的时相提前。另外，有研究发现抑郁障碍患者体中心温度（body core temperature，CBT）升高、皮质醇升高、褪黑素分泌减少，这些也支持抑郁障碍涉及昼夜节律系统异常。

（二）昼夜节律相关睡眠－觉醒障碍与双相情感障碍的关系

双相情感障碍患者常有睡眠障碍，昼夜节律紊乱是双相情感障碍发病及复发的重要危险因素。睡眠剥夺是躁狂发作时常见的前驱症状，躁狂患者的睡眠改善也是临床重要的治疗目标。双相抑郁更多表现为失眠（40%~85%）或嗜睡（23%~78%），目前嗜睡往往提示双相抑郁。

（三）昼夜节律相关睡眠－觉醒障碍与阿尔茨海默病的关系

阿尔茨海默病（Alzheimer's disease，AD）患者常见睡眠障碍及静息－活动周期紊乱，表现为夜间徘徊、攻击行为、语言凌乱及激越增加。研究显示，AD 患者的睡眠障碍与认知障碍相关联，提示睡眠指标的变化可能有诊断价值。另外，AD 患者的一些生理变量的昼夜节律有改变，如昼夜节律的峰值减小、时相延迟，褪黑素及代谢产物的分泌峰值减小。

（四）昼夜节律相关睡眠－觉醒障碍与酒精所致的精神障碍的关系

急性、慢性饮酒以及戒酒都会引起生物节律的变化，从而导致心理、内分泌、行为节律的改变。生物钟对于嗜酒的人有定时作用。对人和动物的研究都表明：酒精成瘾后都必须在特定的时间饮酒；酒的摄入、消化及戒酒都会破坏正常的有节律的生物活动，如睡眠、活动、体温、激素分泌节律。

三、治疗

对于那些持续失眠的人，可能需要专业的帮助。失眠临床管理的循证治疗方案包括催眠药治疗和 CBT-I。健康的睡眠对于应对重大生活事件起着关键作用。

第六节　睡眠呼吸障碍

一、概述

睡眠呼吸障碍（sleep-disoniered breathing, SDB）也称睡眠相关的呼吸异常（sleep related breathing diaoidere, SRBD），是一组以睡眠期呼吸节律异常和（或）通气异常为主要特征的疾病，可伴或不伴清醒期呼吸异常。SDB 是内涵很广的疾病概念，包括阻塞性睡眠呼吸暂停低（OSA）、中枢性睡眠呼吸暂停综合征

（central sleep apnea syndrome，CSAS）、睡眠相关的低通气障碍
（sleep related hypoventilation disorders）、睡眠相关的低氧血症
（sleep related hypoxemia disorder）、原发性鼾症及夜间呻吟等，
其中尤以 OSA 最为常见、危害性最大。本节主要介绍成人 OSA
及其与失眠、精神障碍的关系。

二、成人阻塞性睡眠呼吸暂停

成人 OSA 是一种睡眠时上气道反复塌陷、阻塞引起呼吸暂
停和低通气，进而导致频繁发生低氧血症、高碳酸血症、胸腔内
压力显著波动以及睡眠结构紊乱、交感神经活动增加，长期可
致多系统器官功能受损的疾病。所以成人 OSA 是一种需要多学
科综合治疗的慢性病。在临床上，患者通常主诉睡眠时打鼾、憋
气，伴日间嗜睡、注意力不集中、情绪障碍等症状，并增加了高
血压、缺血性心脏病或脑卒中、2 型糖尿病等的患病风险。

（一）流行病学

随着人们对成人 OSA 认识的逐渐深入，越来越多来自不同
国家基于社区人群的大样本研究资料对成人 OSA 的患病率进行
了估计，由此推知伴有嗜睡症状的成人 OSA 患病率男性为 4% ~
7.5%，女性约为 2%。我国内地流行病学调查资料表明，伴有嗜
睡症状的成人 OSA 的患病率为 3% ~ 5%。

（二）病因

我国《成人阻塞性睡眠呼吸暂停多学科诊疗指南》提出以下
病因：①年龄和性别；②肥胖；③家族史；④上气道解剖异常；

⑤饮酒或应用镇静药、催眠药；⑥吸烟；⑦其他相关疾病。

(三)临床表现

成人 OSA 的典型症状有睡眠时打鼾、伴有鼾声间歇及呼吸暂停、睡眠质量下降、日间困倦或思睡、夜尿增多等；还可出现神经精神症状，包括注意力不集中、记忆力下降、易怒、焦虑或抑郁等。除典型症状外，还有多系统表现。多系统包括心血管系统、内分泌系统、呼吸系统、泌尿生殖系统、消化系统、神经与精神系统、血液系统，以及眼、耳鼻咽喉、口腔颅颌面等。

(四)体格检查及评估

常规体格检查包括测量身高、血压、心率以及计算体质指数(body mass index, BMI)，其他还需要检查颌面形态、鼻腔、口腔、咽喉及心、肺等，并进行气道及其他相关症状的评估，如 Epworth 睡眠量表(ESS)、柏林问卷(Berlin questionnaire, BQ)、STOP-Bang 量表(STOP-Bang questionnaire)。

(五)辅助检查

多导睡眠监测(PSG)：值守整夜 PSG 是确诊成人 OSA 及其严重程度分级的金标准。

(六)诊断标准

1. ICSD-3 诊断标准

ICSD-3 诊断标准：满足下述项目(A+B)或 C 即可诊断为成人 OSA。

A. 出现以下至少 1 项：①患者主诉困倦、非恢复性睡眠、乏力或失眠；②因憋气或喘息从睡眠中醒来；③同寝室或其他目击者报告患者在睡眠期间存在习惯性打鼾、呼吸中断或二者皆有；④已确诊高血压、心境障碍、认知功能障碍、冠心病、脑血管疾病、充血性心力衰竭、心房颤动或 2 型糖尿病。

B. PSG 或者睡眠中心外睡眠监测（out of center sleep testing, OCST）证实监测期间发生呼吸事件≥5 次/h，包括阻塞性呼吸暂停、混合性呼吸暂停、低通气和呼吸努力相关觉醒（respiratory effort-related arousals, RERAs）。

C. PSG 或者 OCST 证实监测期间发生呼吸事件≥15 次/h，包括阻塞性呼吸暂停、混合性呼吸暂停、低通气和 RERAs。

2. 病情分级

成人 OSA 的病情分级见表 3-11。

表 3-11　成人 OSA 的病情分级

程度	轻度	中度	重度
呼吸暂停低通气指数（AHI）/次·h^{-1}	5～15	16～30	>30
血氧饱和度（SaO$_2$）/%	85～90	80～84	<80

（七）鉴别诊断

成人 OSA 需要与以下睡眠呼吸疾病相鉴别，如原发性鼾症、上气道阻力综合征（upper airway resistance syndrome, UARS）、肥胖低通气综合征（obesity hypoventilation syndrome, OHS）、发作性睡病、不宁腿综合征和周期性腿动。需要通过临床表现及 PSG 加以鉴别。

与其他睡眠呼吸疾病鉴别不是本节重点，值得注意的是在精神科中，成人 OSA 常常出现与惊恐发作特别是夜间惊恐发作类似的临床表现。夜间惊恐发作是在睡眠中有喘气与窒息的症状，与成人 OSA 憋气症状类似。然而，夜间惊恐发作患者夜间 PSG 不显示成人 OSA 的特征性低通气或血氧饱和度明显下降的情况。所以，精神科医生遇到此类情况可以在睡眠中心做 PSG 进行鉴别。

（八）治疗

持续气道正压通气（continuous positive airway pressure，CPAP）作为中重度成人 OSA 患者的首选治疗。CPAP 可有效消除患者睡眠时上气道阻塞和睡眠片段化，解决睡眠中的低氧情况，从而改善睡眠。

三、成人阻塞性睡眠呼吸暂停与失眠的关系

（一）概述

OSA 和失眠是睡眠障碍常见的表现，失眠和 OSA 通常同时发生，二者关系密切。许多研究认为，OSA 人群中失眠发生率明显高于普通人群，普通人群中失眠患病率为 10%～30%。而既往研究发现，OSA 患者中失眠发生率高达 50% 左右，其他学者相继研究也发现 OSA 人群中失眠发生率普遍高于非 OSA 人群，为 22%～54.9%。与单独的失眠或 OSA 相比，失眠和睡眠呼吸暂停共病（comorbid insomnia and sleep apnea，COMISA）患者的失眠发病率更高。失眠的机制和表现与 OSA 之间潜在的双向因果关系可能在 COMISA 的发展和管理中发挥不可或缺的作用。

（二）COMISA 的发病机制

目前关于 COMISA 的因果关系尚未明确，导致此种现象出现

的机制较为复杂，以下为可能的发病机制：

1. 反复呼吸暂停导致睡眠片段化、觉醒

OSA 的主要特点是睡眠期间反复出现的上气道狭窄或塌陷，而吸气努力增加导致反复的微觉醒会破坏睡眠的连续性及周期性，进一步引起睡眠片段化及表浅化，干扰了睡眠的一系列生理功能。

2. 失眠对 OSA 的作用机制

OSA 患者在 SWS 期呼吸暂停指数明显下降，而慢性失眠患者出现睡眠结构紊乱，睡眠呼吸暂停或低通气的发生更加频繁，诱发或加重 OSA。

3. OSA 与失眠发生的共同机制

HPA 过度激活、血浆皮质醇浓度过高可能是介导 OSA 与失眠的共同机制。HPA 的活性及其对代谢综合征的影响可能是 OSA 与失眠相互作用的一种联系，而 HPA 活跃进一步促进睡眠片段化，片段化睡眠又反过来引起皮质醇水平升高，因此形成恶性循环，预示严重失眠的开始及持续。

4. 合并失眠的 OSA 与精神疾病

研究发现，合并失眠的 OSA 患者更易出现精神疾病如焦虑症、抑郁障碍、认知情感障碍等，这些对睡眠均产生负面作用，他们认为 OSA 中失眠患病率高与这些精神疾病的出现有密切关系。再者 OSA 可以导致急性睡眠干扰而导致睡眠不足，继而出现长期慢性失眠。OSA 和失眠共病时主要有 3 个特点：睡眠结构紊乱明显、精神疾病出现率高、易出现其他疾病如不宁腿综合征。

（三）COMISA 的治疗

有研究者认为 OSA 与失眠共病时，失眠对 OSA 的治疗有一定的影响，如 CPAP 的耐受性、依从性明显下降，而较好的治疗方案就是对这两种疾病分别进行干预。他们认为失眠对 OSA 患者坚持 CPAP 治疗有一定的负面作用，因此 OSA 与失眠共病时的治疗方案非常重要。对于 OSA 患者首先需要评估是否共病失眠。如果存在共病失眠，需要对 OSA 患者的心理因素进行评估，治疗上除了应用辅助呼吸机治疗外，还推荐使用合理的药物治疗、认知行为疗法等来改善失眠。因此，CPAP 治疗、安眠药的使用及认知行为疗法的综合治疗似乎能为 OSA 与失眠共病提供最佳的治疗策略。

第七节　日间过度思睡

一、概述

日间过度思睡（excessive daytime sleepiness, EDS）指在白天应该维持清醒的主要时段不能保持清醒和警觉，出现难以抑制的困倦欲睡甚至突然入睡，是许多睡眠障碍的主要临床表现，给患者的工作及生活带来很大影响，甚至酿成意外事故而危及自身及他人安全。根据 ICSD-3 分类，日间过度思睡以发作性睡病、特发性睡眠增多（idiopathic hypersomnia）常见。克莱恩－莱文综合征［Kleine-Levin syndrome, KLS，又称反复发作性嗜睡（recurrent hyper-somnia）、周期性睡眠过度］少见但临床表现独特。日间过度思睡是中枢性睡眠增多的一种。疾病相关过度思睡，一般与代谢性脑病、脑外伤、脑卒中、脑肿瘤、感染性疾病、免疫系统疾病、遗传性疾病有关。精神疾病相关的过度思睡有非典型抑郁、精神分裂症、分离转换障碍等。准确且全面地评价日间过度思睡的严重程度、寻找思睡原因、选择合适的治疗方案、系统评估治疗效果是睡眠医学临床实践中需要解决的重要问题。本节主要介绍常见的引起日间过度思睡的疾病及其与精神障碍的关系。

二、发作性睡病

发作性睡病是目前原发性中枢性睡眠增多中最为常见的类型，好发于儿童及青少年。在临床上以难以控制的思睡（日间思睡）、发作性猝倒、睡眠瘫痪（sleep paralysis, SP）、睡眠幻觉及夜间睡眠紊乱为主要表现。它是一种终身性睡眠障碍，严重影响患者的学习、生活和社会功能。

（一）病因及发病机制

研究结果表明，多基因易患性、自身免疫因素、感染等影响睡眠与觉醒相关神经环路的功能，导致发作性睡病的发生。

1. 遗传机制

人类白细胞抗原（human leucocyte antigen, HLA）等位基因（DQB1*06：02、DQB1*03：01）与发作性睡病 1 型高度相关。

2. 自身免疫机制

下丘脑外侧区分泌素（hypocretin, Hcrt）抗原和抗 Hcrt 自身抗体均位于 Hcrt 神经元上，导致其在发作性睡病患者血和脑脊液中缺乏可检测的抗体。识别 Hcrt 的 CD4$^+$ 和 CD8$^+$T 细胞在发作性睡病患者中表达升高，甲型 H1N1 流感病毒引起的免疫应答，通过递呈给 CD4$^+$T 细胞，引发针对自身抗原的免疫反应。

3. 感染机制

感染源（细菌或病毒）和疫苗接种后诱导产生 T 细胞相关性自身免疫反应，进而诱发发作性睡病，常见的有化脓性链球菌、甲型 H1N1 流感病毒、甲型 H1N1 流感疫苗等。

4. 神经环路变化

发作性睡病 1 型患者脑脊液的下丘脑分泌素-1（hypocretin-1，Hcrt-1）水平下降，尸检进一步证实发作性睡病 1 型患者约 90% 的 Hcrt 神经元选择性丢失，继而导致腹外侧中脑导水管周围灰质（ventrolateral periaqueductal gray）、被盖背外侧核 / 脑桥腹外侧区被盖核（laterodorsal and pedunculopontine tegmentum nuclei）的胆碱能神经元、蓝斑的去甲肾上腺素能和中缝背核的 5-羟色胺能神经元不能抑制 REM 睡眠的发生，以及通过蓝斑下核（sublaterodorsal nucleus）影响脊髓运动神经元出现骨骼肌失张力和猝倒发作。

（二）临床表现

发作性睡病的日间思睡、发作性猝倒、睡眠幻觉和睡眠瘫痪合称发作性睡病四联症。其中，发作性猝倒、睡眠幻觉、睡眠瘫痪可能与 REM 睡眠相关。此外，发作性睡病还可伴有肥胖、性早熟、精神障碍、认知功能损害、偏头痛等症状。

1. 日间思睡

具体表现为白天不可抗拒的思睡，在单调、无刺激的环境中更容易发生。有的患者可能在行走、吃饭、说话等活动时突然睡眠发作，呈现一些无意识的行为或不刻板的动作。日间小睡可暂时缓解睡意，并可保持一段时间的清醒。

2. 发作性猝倒

约 70% 的患者有猝倒发作，表现为突发的部分或全部肌张力丧失,常由面颈部开始,逐渐发展到躯干、四肢。常由强烈情感刺激诱发,如发怒、大笑。发作时患者意识清醒,发作后可回忆全过程。

3. 睡眠瘫痪

多在入睡或起床时出现,是发作性睡病患者从 REM 睡眠中醒来时发生的一过性全身不能活动或不能讲话,可持续数秒至数分钟。

4. 睡眠幻觉

多在入睡时发生,表现为在觉醒和睡眠转换期出现的幻觉,可以为视、触或听幻觉,也可表现为梦境样体验。

5. 夜间睡眠紊乱

主要为易醒多梦,觉醒多发生在入睡后 2~3 h,通常伴有再入睡困难。此外,患者夜间身体动作明显增多,可表现为周期性肢体运动或者 REM 睡眠行为异常。

(三)辅助检查

发作性睡病的确诊需结合客观实验室检查,主要包括 MSLT、夜间 PSG、血 HLA 分型及脑脊液下丘脑分泌素测定等。

(四)诊断

ICSD-3 将发作性睡病分为 1 型和 2 型,即伴(1 型)和不伴(2 型)Hcrt 降低的发作性睡病。

1. 发作性睡病 1 型的诊断标准

ICSD-3 发作性睡病 1 型的诊断标准(必须同时符合 A 项和 B 项标准):

A. 患者每天均出现难以抑制的思睡,持续时间至少 3 个月。

B. 具有下列 1 项或 2 项表现：

（1）发作性猝倒和 MSLT 显示平均睡眠潜伏时间≤8 min，并且出现 2 次或 2 次以上的睡眠始发于 REM 睡眠的现象即睡眠 – 发作性快速眼动期（sleep onset rapid eye movement period，SOREMP）。推荐 MSLT 检查前进行夜间 PSG，夜间 PSG 出现 SOREMP 可以替代 1 次白天 MSLT 中的 SOREMP。

（2）免疫法检测脑脊液中 Hcrt–1 浓度≤110 pg/mL 或＜同一标准检验正常者平均值的 1/3。

2. 发作性睡病 2 型的诊断标准

ICSD–3 发作性睡病 2 型的诊断标准（必须同时符合 A ~ E 项标准）：

A. 患者每天均出现难以抑制的思睡，持续时间至少 3 个月。

B. MSLT 显示平均睡眠潜伏时间≤8 min，并且出现 2 次或 2 次以上的 SOREMP，夜间 PSG 出现 SOREMP 可以替代 1 次白天 MSLT 中的 SOREMP。

C. 无发作性猝倒。

D. 脑脊液中 Hcrt–1 浓度没有进行检测，或免疫法检量脑脊液中 Hcrt–1 浓度＞110 pg/mL 或＞同一标准检验正常者平均值的 1/3。

E. 思睡和（或）MSLT 结果不能以其他原因更好地解释，如睡眠不足、OSA、睡眠时相延迟及药物或毒品应用。

（五）鉴别诊断

1. OSA

OSA 可表现为日间思睡，但发作性睡病的日间思睡程度更重，在小睡后会感到短暂清醒，而 OSA 患者在小睡后不会感到短暂清醒。此外，OSA 患者无猝倒发作。

2. 特发性睡眠增多

特发性睡眠增多患者常缺乏 REM 睡眠相关的症状如发作性猝倒、睡眠瘫痪、睡眠幻觉等，无发作性睡病 MSLT 表现出的 SOREMP。

3. 癫痫

日间发作性思睡、发作性猝倒是发作性睡病患儿常被误诊为癫痫的主要原因。

4. 药物和物质滥用

镇静药或催眠药、酒精或毒品滥用可引起过度睡眠、日间思睡或小睡增多。对于这类病例需要详细询问病史、用药史。

（六）治疗

1. 非药物治疗

发作性睡病患者应保持日间规律小睡，养成良好的睡眠卫生习惯。在择业方面应避免选择驾驶、高空及水下作业。

2. 药物治疗

（1）新型药物：替洛利生（Ⅰ级推荐，A 级证据）是一种 N 哌啶基衍生物，是脑内组胺 H_3 受体拮抗剂，能增强整个中枢神经系统的组胺释放，具有促醒和抗猝倒作用。

（2）羟丁酸钠（sodium oxybate）：原本是一种静脉用麻醉药，通过兴奋 γ-氨基丁酸 B 受体发挥中枢神经系统抑制作用，同时能够显著增加 SWS 及 REM 睡眠的比例。研究发现其可改善发作性睡病几乎所有的症状，包括日间思睡、发作性猝倒及夜间睡眠紊乱等。但羟丁酸钠易导致呼吸抑制、增加异态睡眠，存在滥用等风险；羟丁酸钠含钠量高，不仅口感欠佳，也不利于高血压患者的血压控制；药物代谢半衰期短，夜间需服用 2 次。

（3）日间思睡的治疗：一线药物莫达非尼，二线药物盐酸哌甲酯缓释片，可能通过激活脑内多巴胺能神经发挥促醒作用。

（4）发作性猝倒的治疗：包括三环类抗抑郁药（如氯米帕明），通过抑制单胺的再摄取而抑制异常 REM 睡眠的发生，从而改善猝倒症状。SNRI（如文拉法辛），在低于抗抑郁的剂量时即可发挥强的抗猝倒作用，同时还有轻微的促醒作用。

参考文献

陈凤, 樊梅, 向婷, 等, 2022. 光疗在昼夜节律睡眠－觉醒障碍中的应用进展 [J]. 中国全科医学, 25 (2): 6.

陈云, 胡思帆, 孙洪强, 2021. 睡眠障碍与常见精神障碍的鉴别诊断思路 [J]. 中华全科医师杂志, 20 (6): 6.

方靓, 秦曦明, 朱道民, 2022. 双相情感障碍与生物节律相关生物机制研究进展 [J]. 精神医学杂志, 35 (1): 5.

付聪, 于欢, 陈云飞, 2019. 昼夜节律系统与成人昼夜节律睡眠觉醒障碍 [J]. 生理科学进展, 50 (1): 6.

葛义俊, 饶季娴, 张香侠, 等, 2021. 64 例不同年龄段发作性睡病患者临床症状和多导睡眠监测结果的特征性分析 [J]. 临床神经病学杂志, 34 (3): 4.

韩芳, 2015. 昼夜节律性睡眠障碍 [J]. 生命科学, 27200 (11): 1448-1454.

韩露, 翟璇, 王育梅, 2021. 双相障碍昼夜节律异常与时间治疗 [J]. 中华行为医学与脑科学杂志, 30 (1): 5.

何萍萍, 张丽, 刘胜男, 等, 2012. 阻塞性睡眠呼吸暂停低通气综合征与抑郁症相关性 [J]. 中华肺部疾病杂志 (电子版), 5 (1): 36-40.

乐发国, 高东, 2015. 阻塞性睡眠呼吸暂停综合征与抑郁障碍研究进展[J].重庆医学,44(14):1985-1987.

李恩泽,2018.失眠严重指数量表的效度和信度研究[D].深圳:南方医科大学.

李卫晖,2016.睡不着?试试心理助眠[J].家庭医药:就医选药(3):2.

刘霞,刘谷丰,卢明恒,2021.疫情情境下戒毒人员负性心理变化干预初探[J].中国监狱学刊,36(4):99-103.

路桃影,李艳,夏萍,等,2014.匹兹堡睡眠质量指数的信度及效度分析[J].重庆医学(3):260-263.

马卫东,杨雪雯,2009.儿童发作性睡病16例误诊分析[J].中国实用医药,4(14):2.

彭华,贺斌,张琳,等,2015.心理因素在阻塞性睡眠呼吸暂停综合征共病失眠中的作用[J].神经疾病与精神卫生(4):340-342.

钱铭怡,武国城,朱荣春,等,2000.艾森克人格问卷简式量表中国版(EPQ-RSC)的修订[J].心理学报,32(3):317-323.

孙振晓,于相芬,孙波,2012.昼夜节律钟基因与精神障碍[J].四川精神卫生,25(4):5.

万齐华,张伟,王莞尔,等,2019.发作性睡病合并精神分裂症的研究进展[J].中华医学杂志,99(3):3.

王汝展,刘兰芬,葛红敏,等,2009.ZUNG氏抑郁自评量表(SDS)作为外科住院患者抑郁障碍常规筛查工具的可行性研究[J].精神医学杂志,22(4):251-253.

王营,陈国洪,2017.认识儿童发作性睡病不典型猝倒的临床特点[J].临床医药文献电子杂志,4(98):2.

沃尔夫冈·林登,2013.临床心理学[M].王建平,译.北京:中国人民大学出版社.

吴惠涓, 黄蓓, 徐兴, 等, 2017. 发作性睡病猝倒机制研究进展[J]. 中华神经科杂志, 50(8): 4.

吴伟, 邓丽影, 2021. 昼夜节律失调性睡眠觉醒障碍的治疗策略[J]. 中国临床药理学与治疗学, 26(5): 5.

徐波, 杨丽娟, 李占江, 2019. 睡眠功能失调性信念与态度量表中文版的信效度研究[J]. 首都医科大学学报, 40(5): 665–670.

徐清霖, 楼国东, 王甜甜, 等, 2020. 发作性睡病的药物治疗进展[J]. 浙江大学学报(医学版), 49(4): 6.

佚名, 2017. 周期性嗜睡患者的临床特征分析[J]. 中华医学杂志, 97(16): 4.

张爱萍, 2016. 心理动力取向咨询初始访谈的质性研究[D]. 武汉: 武汉体育学院.

张继辉, 刘亚平, 潘集阳, 2015. 失眠与抑郁关系2008—2013年研究进展及存在问题[J]. 中国心理卫生杂志, 29(2): 6.

张理义, 王丽杰, 路芳, 等, 2015. 中国人睡眠质量与精神障碍及相关因素研究[J]. 世界睡眠医学杂志(4): 6.

张群磊, 毕晓姣, 孙浚源, 等, 2020. 抑郁障碍与睡眠的相关性研究[J]. 精神医学杂志, 33(4): 4.

张迎黎, 2014. 心理治疗的重要事件研究[D]. 长沙: 中南大学.

赵文清, 宋立升, 2016. 焦虑障碍患者的共病失眠问题[J]. 精神医学杂志, 29(5): 5.

赵忠新, 2006. 睡眠医学发展史[J]. 中国现代神经疾病杂志, 6(1): 5.

赵忠新, 2016. 睡眠医学[M]. 北京: 人民卫生出版社.

中国医师协会睡眠医学专业委员会, 2018. 成人阻塞性睡眠呼吸暂停多学科诊疗指南[J].中华医学杂志,98(24):1902-1914.

中华医学会神经病学分会,中华医学会神经病学分会睡眠障碍学组,中华医学会神经病学分会神经心理与行为神经病学学组,2020.中国成人失眠伴抑郁焦虑诊治专家共识[J].中华神经科杂志,8(53):568.

中华医学会神经病学分会睡眠障碍学组,2022.中国发作性睡病诊断与治疗指南(2022版)[J].中华神经科杂志,55(5):15.

钟榕槟,饶明聪,黄敏方,2022.阻塞性睡眠呼吸暂停与失眠共病的研究进展[J].实用医学杂志,38(2):134-138.

周彤,2016.阻塞性睡眠呼吸暂停综合征与精神性疾病的研究进展[J].医学综述,22(22):4470-4475.

ANDRADE A G, BUBU O M, VARGA A W, et al, 2018. The Relationship between Obstructive Sleep Apnea and Alzheimer's Disease[J]. J Alzheimers Dis, 64(s1): S255-S270.

ERIC, MURILLO RODRIGUEZ, OSCAR, et.al, 2012. Basic sleep mechanisms: an integrative review[J]. Central Nervous System Agents in Medicinal Chemistry.

IRWIN M R, OLMSTEAD R, CARILLO C, et al, 2014. Cognitive behavioral therapy vs. Tai Chi for late life insomnia and inflammatory risk: a randomized controlled comparative efficacy trial[J]. Sleep, 37(9): 1543-1552.

MICHAEL, J SATEIA, 2014. International classification of sleep disorders-third edition: highlights and modifications[J]. Chest.

PIERRE HERVÉ LUPPI, FORT P, 2019. Sleep-wake physiology[J]. Handbook of Clinical Neurology, 160: 359-370.

RIOS P, CARDOSO R, MORRA D, et al, 2019. Comparative effectiveness and safety of pharmacological and non-pharmacological interventions for insomnia: an over-view of reviews[J]. Sys Rev, 8(1): 281.

WILKERSON A K, UHDE T W, 2018. Perinatal sleep problems: causes, complications, and management[J]. Obstet Gynecol Clin North Am, 45(3): 483-494.

WILT T J, MACDONALD R, BRASURE M, et al, 2016. Treatment of Insomnia Disorder: an Evidence Report for a Clinical Practice Guideline by the American College of Physicians[J]. Ann Intern Med, 165(2): 103-112.

WRIGHT C D, TIANI A G, BILLINGSLEY A L, et al, 2019. A framework for understanding the role of psychological processes in disease development, maintenance, and treatment: the 3p-diease model[J]. Front Psychol, 10: 2498.

ZHOU E S, GARDINER P, BERTISCH S M, 2017. Integrative Medicine for insomnia[J]. Med Clin North Am, 101(5): 865-879.